—— 主编 ——

保志军　洪　维

知行合一，健康百岁

——老年居家健康自我管理手册

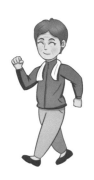

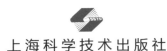

上海科学技术出版社

图书在版编目（ＣＩＰ）数据

知行合一，健康百岁：老年居家健康自我管理手册 /
保志军，洪维主编. -- 上海：上海科学技术出版社，
2023.1（2023.6重印）
ISBN 978-7-5478-6049-6

Ⅰ. ①知… Ⅱ. ①保… ②洪… Ⅲ. ①老年人－保健
－基本知识 Ⅳ. ①R161.7

中国版本图书馆CIP数据核字(2022)第252080号

知行合一,健康百岁
——老年居家健康自我管理手册
保志军　洪　维　主编

上海世纪出版(集团)有限公司　出版、发行
上海科学技术出版社
(上海市闵行区号景路 159 弄 A 座 9F－10F)
邮政编码 201101　　www.sstp.cn
上海光扬印务有限公司印刷
开本 710×1000　1/16　印张 11
字数：120 千字
2023 年 1 月第 1 版　2023 年 6 月第 2 次印刷
ISBN 978－7－5478－6049－6/R·2690
定价：58.00 元

本书如有缺页、错装或坏损等严重质量问题,请向工厂联系调换

内 容 提 要

·

　　我国正快速向深度老龄化社会发展,老龄化带来的衰弱、共病、失能等对社会和家庭造成沉重负担。实现健康老龄化不但是国家重要的战略方向,也是每个家庭努力的目标。然而,几乎每个家庭都缺乏对老年人居家健康自我管理的了解,亟需系统性的老年居家健康自我管理知识。

　　本书以居家环境为背景,以老年健康自我管理为主题,系统总结了共 11 个方面内容,并配有相关专家讲授的相关知识视频,扫描二维码,可将文字和视频结合起来,全面了解老年人居家健康自我管理的知识。通过学习科学的自我健康管理,改变传统观念,提高健康素养和生活质量,期待老年人"知行合一,健康百岁"。

编　委　会

·

名誉主编
邬惊雷

主　　编
保志军　洪　维

副　主　编
陈　靖　陈　洁　黄一沁

编　　委
（按姓氏拼音排序）
白姣姣　胡亚琼　李　瑾　李　音　李　勇
刘　威　沈　杰　孙建琴　魏文石

秘　　书
朱　音

序

我国已步入老龄化社会。健康老龄化是积极应对人口老龄化的最佳选择。老年人器官功能衰退,出现较多的基础疾病是必然趋势。因此,应尽早帮助老年群体由"被动就医"转变为"主动预防"。提升老年人居家自我健康管理水平是健康养老的第一步。

近日,由保志军教授等组织编写的《知行合一,健康百岁——老年居家健康自我管理手册》一书即将付梓,全书在"懂科学养生,做健康老人"线上课程的基础上,以老年人居家自我健康管理为主线,内容包括日常的防跌倒、常用脑、善饮食、勤锻炼,与临床的慎用药、能自救、会自理、知防护,精心编写而成书稿。

本书以科学为基础,以科普的方式,向老年人提供了众多"健康妙招",构建了老年人居家健康自我管理的新理念与方法,为健康老龄化赋予了新的内涵。本书还提出了健康老龄化新的探索方向,供本领域同道们参考。

延缓衰老是医者与老龄者共同努力的方向。学习与了解基本知识与基本理论仅仅是开始,更重要的是从实践中积累经验与教训,不断提升延缓衰老的科学水平并发现创新的方向。期待我们在健康老龄化方面有新的建树与发展,为中国及世界的老龄人群做出更多贡献。

闫玉梅

2022 年 12 月 22 日

前言

习近平总书记指出,让所有老年人都能有一个幸福美满的晚年,老有所养、老有所依、老有所乐、老有所安,是全面建成小康社会的应有之义。上海是全国老龄化最早、老龄化程度最高的城市。截至 2021 年底,上海市民平均预期寿命已达到 84.11 岁,在全球属于领先水平。实现"健康老龄化"已成为国家重要的战略方向,现在的老年人不仅要活得长,更要活得健康。为实现从"以治病为中心"向"以健康为中心"转变,老年健康管理的科普工作是健康老龄化的重中之重。

随着新冠肺炎疫情防控的常态化,居家生活是老年人日常生活的重要部分。如何在居家生活中做好健康的自我管理,如何当好健康第一责任人,如何获得有效的科学养生知识,已成为老年健康生活的必修课。在当前新媒体时代,老年人既有对健康长寿知识的需求,但又缺乏对信息的识别能力,朋友圈、新媒体、微信群等可能已成为老年人健康谣言的重灾区,缺乏权威的老年健康科普平台问题尤其突出。其次，科普信息碎片化，目前线上新媒体的科普多以短视频为主，或以微信短文等形式出现，由于篇幅和时间有限，难以将健康主题讲通透，老年人短时间内难以理解。此外，目前老年健康科普缺乏系统性，大多是分散在各个临床专业，如高血压、糖尿病等单病种科普，缺乏以居家健康为背景的系统性养生科普内容。针对当前社会的迫切需求及老年健康教育的困境，在上海市科委科普课题（21DZ2300300）、上海市健康科普引领人才能力提升专项（JKKPYL－2022－15）、上海市卫健委科普课题（JKKPZX－2021－A12）、上海市老年医学临床重点实验室、国家老年疾病临床医学研究中心（华山）、国家重点研发计划（2018YFC2002000，2020YFC20086000）的大力支持下，在上海科学技术出版社的全力帮助下，我们组织了一批优秀老年医学专家，以老年人居家实景为背景，从知衰老、测衰老、防跌倒、常用脑、善饮食、慎用药、能自救、会自理、勤锻炼、知防护等方面，系统、全面地编写了这本老年居家健康自我管理手册。同时，我们还制作了与图书配套的"懂科学养生，做健康老人——老年健康自我管理课程"的科普视频，与书中每一章内容一一对应，配有二维码，老年人可以一边阅读图书，一边扫码观看视频，加深对图书内容的理解，提升直观感受和体验。此外，本书还专设一个章节，强调了老年人主动健康的理念和老年友善文化，希望通过此书向老年人传播主动健康、自我管理的概念，帮助老年人打破关于健康的伪科学和迷信谣言，树立科学的健康养生理念和方法，在老年居家生活中"养"出健康、"养"出活力、"养"出快乐。

保志军 洪维

2022 年 12 月 19 日

目 录

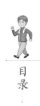

——科学地认识衰老

1. 什么是衰老

"衰老"这个词,大家都比较关注,我们每家都有老年人,人人都会变老。如何科学看待衰老? 老年人的定义,在我国及亚太地区,将 60 岁以上的人称为老年人,其中,将 60～74 岁者称为"年轻老人",将 75～89 岁者称为"高龄老人",将 90 岁以上者称为"长寿老人",超过 100 岁的称为"百岁老人"。

中国的语言博大精深,有很多关于老年人的称谓,比如:超过 60 岁称为"花甲",超过 70 岁称为"古稀",80 或者 90 岁以上叫"耄耋老人"。那么百岁以上呢? 我们叫"期颐",颐养天年的"颐",颐和园的"颐"也是这个"颐"。中国古代对于老年人已经有这么多种称谓。

人的寿命有多长

在原始社会,因为无法治愈的疾病、野兽的侵袭、各种自然灾害以及战争等,当时人类的平均寿命只有 15 岁;从人类文明诞生到公元前,人类平均寿命是 25 岁;随着医疗技术的逐渐进步,在 19 世纪，平均寿命达到 39 岁。近百年来，随着社会的进步、科技的发展，特别是青霉素等药物被发现后，医疗水平逐渐提高，生活水平也逐渐提高，到了 20 世纪 50 年代，世界人口平均寿命达到 46 岁；2015 年，世界人口平均寿命已经达到 71 岁；世界卫生组织预测，到 2030 年，世界人口平均寿命将要达到 75 岁。

再看一下中国的情况。1949 年，中国人口的平均期望寿命是 35 岁，1957 年达到 57 岁，2015 年达到 75 岁，2018 年已经达到 77 岁，预计在 2030 年，国人预期寿命将达到 79 岁。大家知道，年龄越往后增加越难，所以我们国家"十四五"规划提出，要努力在五年之内让我国平均期望寿命再增加 1 岁，这其实是一个非常宏伟的目标，非常难达到，但是以我国目前的发展现状和医疗水平来看，2020 年人口平均寿命已达 77.93 岁，2021 年更是达到 78.2 岁，因此，在五年之内完全可能超过 79 岁这一目标。

目前，上海市人口平均期望寿命在全国是最长的，2021 年已达 84.11 岁，男性 81.76 岁、女性 86.56 岁，女性要比男性高 4～5 岁。当然，人口平均期望寿命的延长跟孕产妇以及婴幼儿病死率明显下降都有密切关系。

高质量的生命更重要

虽然我国乃至世界人口平均寿命不断延长，但能否健康存活、是否有较高的生活质量才是我们更需要关注的话题。当今老年医学研究都是围绕如何能够更加健康地存活、如何提高老年生活质量展开的。

我们先来了解两个概念——健康预期寿命和预期寿命。预期寿命可以理解为寿终正寝的年龄，而健康预期寿命是我们身体状态较为健康、生活质量较高的生存时间。健康预期寿命跟预期寿命之间的差值为 8～10 年。也就是说，我们不一定要去延长预期寿命，而是要努力延长健康预期寿命，能够较长时间维持一个好的健康状态和生活质量，这样的话，老年人生活质量才能够明显提高，家庭、社会的负担也能明显降低，使整个社会获益更多。

"长生不老"可以实现吗

在这样一些背景下，大家可能要问：我们能否长生不老？如何长期维持健康状态及高的生活质量，是自古以来一个永恒的话题。秦始皇当年炼丹就是为了长生不老，还有"彭祖之愿"也是这样一种愿望。彭祖是中国古代道家的创始人，也叫篯铿，创立了大彭国，据传彭祖活到 800 岁。大家都希望能像彭祖一样长生不老，这便是"彭祖之愿"。实际上，现今考证下来，是整个大彭国延续了约 800 年，但是前人以为是彭祖本人活了 800 岁，但这也代表了当时人们对于长生不老的美好期许。

我们能否长生不老，答案肯定是否定的。人类生存的特性决定了我们无法停止生长和衰老的过程。简言之，人类自身的新陈代谢可能出现偏差，也可能因为氧气、太阳辐射等而损耗，我们身体本身会有许多机制来修复这些损伤，但随着时间的推移，修复逐渐变得不那么有效了。我们的骨骼和肌肉功能会逐渐退化、皮肤会长皱纹、免疫系统能力会降低，我们逐渐失去记忆、感知觉越来越弱，随着年龄的增大，老年人将会变得衰弱和多病，直到死亡。

但是，自然界中的某些生物却有类似"长生不老"的情况。例如，普通老鼠的平均寿命是 2～3 年，但是同属啮齿类动物的裸鼹鼠却能够存活 30 年以上。研究发现，它常年生活在地表以下，而地表下温度相对较低，需要的氧气也相对较少，所以裸鼹鼠新陈代谢相对较慢；并且裸鼹鼠在整个生命周期当中，生病的概率基本一致，不像人类随着年龄增长患病率明显增加。另外，还有一种水母叫灯塔水母，成熟期以后在适当的水温下可以重新返回幼虫阶段，也叫水螅体，类似于返老还童，但必须是在一个严格的、适合的环境条件下才可以，只要不在这样一个适当的环境里，它将无法回到幼虫阶段。在这种环境条件下，灯塔水母可以反复回到幼虫阶段 30 次左右。这种"返老还童"现象也实现了灯塔水母相对长的寿命，但是这种"长寿"也不是无限制的，它还是有一个寿命期限，最终还是会衰老的。

2. 人为什么会衰老

老年医学领域已有不少针对衰老机制的研究，比如神经内分泌机制、线粒体机制、端粒衰减机制、氧自由基机制、炎性衰老机制等。简单来说，体内炎症反应、能量摄入、外界射线等都会加速衰老。

预期寿命如何计算

预期寿命的计算，有以下几种简单方法。一种是按照性成熟年龄来计算，人类预期寿命大概是性成熟年龄的 8～10 倍。人类性成熟年龄是 14～15 岁，这样计算下来，人类预期寿命是 112～150 岁，其中生产年龄是 20～25 岁，也就是说，20～25 岁时人体各项功能指标达到顶峰。另一种简单计算预期寿命的方法，是根据人体细胞的分裂周期来计算。人体细胞一生当中会分裂 50 次左右，一次耗时约 2.4 年，这样计算下来，人类预期寿命大概为 120 岁。

无论用哪种计算方法，人类的预期寿命都超过 100 岁。但实际上，纵观人类历史，真正超过百岁的人可谓凤毛麟角。有史书记载，"药王"孙思邈最终寿命 101 岁，也有说他活到 175 岁，无论以哪一个说法为准，他都是一个非常长寿的"药王"。这就会让我们联想到，有没有一些药物可以用来延年益寿，或停止衰老甚至逆转衰老？但答案是：目前没有。

　　科研人员还未能找到一种非常好、非常有效、不良反应又小的药物用以延缓衰老，甚至我们也不愿意去找。因为繁衍生息是人类的一种机制，大自然给人类设定了这种机制，相当于同时给人类设定了一个限制。大自然需要合理分配有限的地球资源，可能其本身就设定了这样一种迭代更替的机制，以保证人类的不断进步、生态资源的可持续利用，所以很难找到延缓衰老的药物。

是什么决定了衰老

　　实际上，从出生开始，人类 40％ 的衰老特性已经由遗传因素决定了，而以后的疾病影响和外部环境影响，比如紫外线、环境污染和不良生活习惯等，都有可能加剧衰老进程。老年人不能一味追求长寿，而要持有一种平静、健康的心态，这种心态非常重要。预期寿命的长短除了由遗传因素决定的 40％ 可能性外，有 30％ 的决定因素就是心态。经常处在非常紧张、焦虑的情绪下，长期担忧自己终究能不能长寿的话，是不可能真正长寿的。此外，还有 30％ 的决定因素，主要是合理膳食和营养（占 13％）、生活方式的选择（占 17％），比如能否坚持运动，能否少吸烟、少饮酒。但需要注意平衡心态和生活方式之间的关系，应在心态舒适平衡的情况下，尽量减少不当生活习惯对健康的影响，比如不吸烟或尽早戒烟，在可接受的范围内减少饮酒，但不能因一味追求戒烟、限酒而出现心态失衡，这样不仅达不到健康长寿的目的，还有可能损害健康、减少寿命。

3. 怎样才能发现衰老

怎样才能发现自己已经进入老龄化阶段呢，有几个简单方法，总结来说就是"五大""五少"和"三减退"。"五大"就是记性差、忘性大，腹部脂肪堆积、肚子大，吃饭容易嵌牙、牙缝大，皱纹大和前列腺肥大（男性）；"五少"是头发少、睡眠少、胃口变小、肌肉骨骼变少和肺活量变小；"三减退"即随着年龄的增长，视力减退、听力减退、味觉减退。这些都是身体变化的自然规律，提醒我们已经进入老龄化阶段。

科学地认识衰老

科学地认识衰老就是为了延缓衰老、健康老去。首先要认识老年相关性疾病，这是一类与增龄明确相关的疾病，比如前列腺肥大、白内障、老年痴呆等，都是随着年龄的增加，逐渐高发。还有另外一些老年人特有的疾病，比如老年衰弱、老年肌少症，也都跟增龄明确相关。还有一些疾病是中青年时就会发生，但是在老年阶段发病比例更高，比如骨质疏松、高血压、冠心病、慢性支气管炎等慢性疾病，这些慢性疾病的并发症可能造成人体各靶器官（如心脏、肾脏、眼睛等）损害，最终造成不良后果。所以，一定要注意预防，而不是等疾病发生后再治疗。

治疗一般会使用药物，老年人往往多病共存，如果每种疾病用两三种药物，最后用药种类就会非常多。实际上，医院有规定，一张处方不能超过五种药物,这有它的科学性,因为即使五种药物一起用,不良反应出现概率一般不超过5%,但是一旦合并使用超过八种药物,不良反应发生率会明显上升,甚至高达50%。所以,不能"头痛医头,脚痛医脚",患了高血压就去心内科开几种药,患了糖尿病又去内分泌科开几种药,这样非常容易出现药物拮抗及不良反应。老年人的健康需要综合管理,其中就包括药物管理,要针对老年人个体情况合理用药,比如应用的这些药物有没有拮抗作用及协同作用,要进行周全考量、整体评估。

尽早评判衰老

健康预期寿命和健康寿命之间有8～10年的差值,上海医疗水平较高,这一差值可能进一步拉大。为了延长健康寿命,重中之重就是预防以及提高对衰老以及老年相关性疾病的认识。近年来,通过老年医学研究领域多位专家的不断修改完善,设计了共含10个小问题的老年衰弱筛查量表,可以快速评估老年人衰老状态以及老年相关性疾病情况,这个量表将会在上海市范围内推广应用,我们希望未来能加入上海市地方卫生标准,帮助上海市70岁以上老年人评判自身衰老状况、老年相关性疾病情况,以及后续分级就诊建议。若自身疾病情况严重,需要去医院进一步诊治;若自身疾病情况较轻,可以在社区医院进行卫生宣教和疾病防治指导。

有一句话说得好,"当一个人认为自己老的时候,他可能已经真的老了",也就是说,心态很重要。等感觉到衰老时再去咨询老年相关性疾病已经有些晚了。其实任何年龄都可以自测衰老状态,并加以适当干预,如注意调整心态、补充营养及改进不良生活方式等,达到延缓衰老、改善身体状态的目的。

老年衰弱筛查量表

题目	选项	
1）您有没有患 5 种及以上的疾病？（正规医疗机构确诊的高血压、糖尿病、恶性肿瘤、慢性肺部疾病、冠心病、充血性心力衰竭、哮喘、关节炎、骨质疏松、脑卒中、肾脏疾病、肝脏疾病等）	□ 1 = 有	□ 0 = 没有
2）最近一个月，您有没有经常感觉到疲倦？（累、没力气、精疲力竭）	□ 1 = 有	□ 0 = 没有
3）最近三个月，您的进食量有没有减少？（由于食欲减退、消化不良、牙口不好或吞咽困难）	□ 1 = 有	□ 0 = 没有
4）您的生活有没有因为视力问题而受到影响？	□ 1 = 有	□ 0 = 没有
5）您的生活有没有因为听力问题而受到影响？	□ 1 = 有	□ 0 = 没有
6）如果没有中途休息，爬上十级台阶或一层楼，您觉得有没有困难？	□ 1 = 有	□ 0 = 没有
7）过去一周，您有没有过连续行走 10 分钟或 400 米？	□ 0 = 有	□ 1 = 没有
8）最近一个月，您有没有经常走神或者难以集中注意力？	□ 1 = 有	□ 0 = 没有
9）最近一个月，您有没有经常搞错日期或者迷路？	□ 1 = 有	□ 0 = 没有
10）最近一个月，您有没有感觉做什么事情都不感兴趣？	□ 1 = 有	□ 0 = 没有
总分：		

注：量表总得分范围为 0～10 分，得分越高，衰弱风险越高；得分为 0 分为筛查非衰弱，可进行年度随访；得分≥1 分为初筛阳性，须进一步评估衰弱状态。

怎样评估老年人是否已经衰老、是否合并老年相关性疾病等，我们已经建立了一个网站：网址是 www. shuairuo. com. cn，"shuairuo"是"衰弱"的拼音，这个网站提供一些量表以及健康宣教知识，是华东医院及国家老年疾病临床医学研究中心牵头创办的，可以帮助评估老年人衰老情况及健康状况。

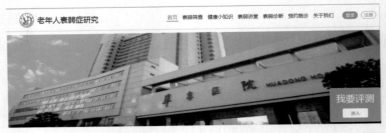

"老年人衰弱症研究"网站

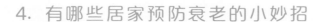

4. 有哪些居家预防衰老的小妙招

大家都知道,对于疾病来说,比治疗更重要的是预防;衰老也一样,预防更重要。前面已经提到,预防衰老要有一个非常好的心态。我们要认识到衰老是一种自然规律,不可抗拒,需要合理认识、合理用药,继而合理膳食、合理运动,还要掌握一些预防衰老的知识以及一些急救方法。

防呛咳

老年人因为吞咽功能明显减退,吃饭、饮水甚至自己的口水都可能引起呛咳,导致吸入性肺炎。肺炎对老年的健康是一大威胁,因此,防呛咳非常重要。

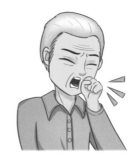

老年人发生呛咳

"防傻"

"防傻"即预防老年痴呆的发生。老年人最好能更多地与年轻人沟通交流,比如老红军战士讲起当年的英雄故事会激发其本身的激情,交流新鲜事物会刺激大脑,从而达到主动健康的目的。也建议老年人多与亲戚、朋友、子女等视频沟通,或者与同龄人打牌、散步、聊天等,这些都属于主动刺激,接受主动刺激的老年人比只在家里看电视接受被动刺激的老年人罹患老年痴呆的危险性低很多。

知行合一，健康百岁……

防跌倒

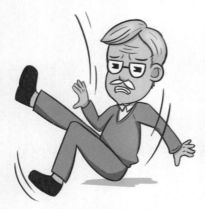

老年人发生跌倒

老年人一定要防止摔跤，否则有可能终身躺在病床上。即使做了股骨头置换术等手术，行走能力也会明显下降。下肢功能对老年人生活质量影响更大，因为如果下肢功能减退，只能依靠轮椅活动，而上肢功能减退，还可以通过下肢完成步行等动作，或者通过另一侧上肢代偿。下肢功能对老年人生活质量影响更大，务必要保持它的相对健康，所以一定要注意预防跌倒。

美好愿景

实际上，我们国家也越来越关注老年群体，《"健康中国 2030"规划纲要》指出，要具备积极老龄观，要促进健康老龄化，这是一项非常宏伟的规划，怎样做到健康老龄化、积极老龄化，学习老年及衰老相关知识本身就是一种主动的健康模式，有利于预防衰老和延缓衰老。我们建立的"老年人衰弱网站"上的简化量表，可以帮助大家评估自身衰老、老年综合征以及相关疾病状况，希望 70 岁以上的老年人能经常使用，也可以完成本书第 8 页的"老年衰弱筛查量表"，不到 5 分钟就能够初步评估可能存在的问题、问题的严重程度、是否需要去医院进一步治疗等。如果没有问题，还可以得到老年人常见疾病的宣教知识等。如果有关衰老的科普知识能真正有效推广，将高危人群作为重点人群加以关注，同时进行一系列的康复运动锻炼或治疗,就可以提前预防,尽量延后老年人进入疾病期的时间,而进入衰弱期的老年人则可以尽量提高生活质量。

"家有一老,如有一宝",健康老年人可以帮助家庭烧饭、烧菜、照顾孩子,能给家庭带来欢声笑语,但是生病甚至失能的老年人则需要贴身照顾,耗费家庭和社会大量的人力、物力和财力,这种反差是巨大的。所以,希望大家可以共同为我国老年人创造一个美好的未来,为中国老年群体提供更好的生活环境,让中国老年人拥有更健康的体质和更有质量的美好生活!

（保志军）

扫码观看"知衰老"专题视频

测衰老

——老年综合评估

1. 衰老评估有哪些方面

我们的年龄可以通过身份证上的数字看出来，但自己究竟有多老，我们却无法明确定义。这里我们就来聊一聊，老年人如何了解自己衰老的程度。

不能仅凭样貌或年龄数字

在医学科学和医学技术并不发达的过去，由于生产能力低下以及物质资源的匮乏，人们的寿命不够长，"老年人"其实并不常见，所以古时我们把 60 岁叫作"花甲之年"，把 70 岁叫作"古稀之年"。就像下页图中这三位老人，他们都年近"古稀之年"了，但他们的样貌并不相似，肉眼看来，这三位年龄相仿的老人似乎有着明显的年龄差异。如今医学技术发达，已经很难通过样貌得知老人的年龄。但在过去，我们往往只能通过样貌或身份证上的数字年龄，得知一个人衰老的程度。

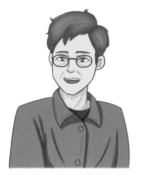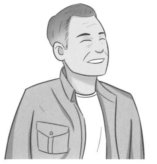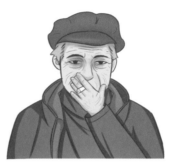

三个不同状态的老年人

利用现代医疗科技手段

除了前面的样貌、身份证上的年龄，目前已经有一些手段，可以了解一个人真实的身体年龄，也就是衰老的程度。首先，我们可以进行一些生化检测来了解内脏的功能，这就是平时去医院就医时所做的肾功能、肝功能、肺功能、心功能等检测。年龄越大，这些脏器的功能指标也越不好。

其次，可以通过直观的手段来了解一个人身体结构的变化情况，比如可以通过 X 线片了解骨皮质的密度是否降低，判断老人是否患有骨质疏松等常见老年疾病。另外，也可以通过观察皮肤来了解一个人衰老的情况，临床医生常选择手背部或上臂内侧部位的皮肤来检查皮肤弹性。用食指、拇指将皮肤轻轻提起，松手后若皮肤皱褶平复缓慢为弹性减弱，老年人皮肤组织萎缩，皮下脂肪减少，弹性减退。可以通过观察毛发的分布来判断年龄，年龄越大，头发越白、越少。

此外，还可以通过影像学手段来判断，包括 CT 检查和磁共振检查，这些检查可以看到人体器官形态上的衰老改变。我们甚至可以通过外科手段获取人体组织标本进行病理检查，从而直接观察细胞来判断是否出现衰老。这些检查都能够在医院里做到。

身体功能性评估

随着年龄的增长，每个老年人都会自然而然地感受到自身的衰老，比如自身的某些功能变得衰弱、走路速度减慢或者听力减弱，由此便延伸出第三种评估的方法——身体功能性评估。

经过身体功能性评估，有些老年朋友可能会发现这些评估的结果不是特别理想，因为老年人自我感觉并无不适，正如俗语所讲的，"人老心不老"。所以，即使一个人的器官开始衰老了，个人主观感觉也可能会很好，还能为社会做贡献、为家庭做贡献。

综合评估

准确评估一个人衰老的程度，除了从躯体的角度来评估，还要在功能方面进行一些综合的评估，来了解整体身体功能的状态，最后还会了解目前老年人自身存在的疾病、内脏衰老的情况以及用药的情况，因为不同的用药方式也会对人的衰老产生影响。

除了躯体的因素以外，人是具有社会性的动物，还要进一步考虑心理和社会因素。如果一个老年人有抑郁状态，那么他更容易出现衰老的表现，主观感觉更加消极，其所需要进行的治疗和干预与一般流程就有所不同。比如，目前存在很多老年人独居的现象，这属于社会问题，当一个人脱离了家庭生活的环境，脱离了社会生活环境，也没有意愿外出，身体活动减少，与社交活动脱离，结果衰老的速度也会更快，甚至更容易出现疾病以及寿命的缩短。

2. 如何了解真实的身体年龄

各位老年朋友或许会提出疑问,有那么多评估的方法,为什么在生活中却接触不到呢?

传统的医学评估,仅仅能够了解老人躯体的衰老、慢性疾病的情况以及个人用药的情况,对于社会心理行为功能的评价,我们的确需要一个更综合的体系,以此来综合评估老年人的身体情况,帮助老年人了解自身衰老的程度。

如下表所示,这是一个在医疗实践过程中经常会使用的,用来了解人衰老程度的工具,是通过长期的医学实践,将大量的医生、护士及护理工作人员对于评价老年人是否衰老的经验总结起来而形成的一套体系,可以分为以下几个维度。

(1)一般医学评估。

(2)老年躯体功能评估。

(3)老年精神心理评估。

(4)老年社会与环境评估。

从上述几个维度对一个老年人进行衰老程度的评估,我们把这种评价方式称为老年综合评估体系,由此可以知道一个老年人衰老的程度,并且了解到底是哪方面的原因导致了目前的状态。

● 老年综合评估的主要内容

评估项目	内　　容
医疗评估	主要病况及健康问题列表
	合并的疾病和严重程度
	用药情况
	营养状况
功能评估	日常基本生活能力
	工具性日常生活能力
	活动/运动能力
	步态和平衡
心理评估	精神状态（认知）测试
	情绪/抑郁测试
社会与环境评估	社会支持需求与获得
	有效的照顾资源
	财务能力评估
	居家安全
	交通和通信工具使用能力

3. 什么时候需要评估衰老

　　评估的目的是更好地预防以及治疗与衰老相关的疾病与症状，也是为了让老年朋友可以更好地安度晚年。那么，什么时候该做这样的老年评估？很多老年朋友也会提出这样的疑问。就像看病一样，自己会在身体不适的时候去医院看病，会在需要配药的时候去就医，公司或者单位也会一到两年安排一次健康体检，只有在自身需要的时候才会去医院或者去医疗机构。评估也一样。如果频繁地评估，老年人的主观感受会不好，对评估也就不会太积极。出现下面四种情况时，老年人需要及时地进行老年综合评估。

（1）健康状况急剧恶化。当身体骤然发生状态的改变时，要去做评估。

（2）自身生理功能减退。当身体的功能出现了衰退，比如原来听力很好，现在听力下降了，原来力气挺大的，突然之间没力气了，除了做健康检查以外，还要做老年评估。

（3）所处的生活环境、社会环境发生变化。例如搬家了，或者是从家里搬到养老机构去了，这时候我们可以做一次老年综合评估，帮助我们尽快地了解自身情况，来适应环境变化。

（4）自身心理发生变化。随着年纪增长，老年人的适应能力也会减弱，当突然出现了不寻常的应激状况的时候，比如周围的人或者事物发生变化，都会使我们的身心发生变化从而可能进一步发生情感、躯体以及社会功能的事件。

出现上述情况的时候，我们要做评估。特别是对于需要住院的老年人，住院前都要做一个老年综合评估，来帮助了解老年人目前的衰老情况。

4. 居家怎样快速评估衰老

我们到底要做哪些方面的快速评估？可以概括为四个方面、五个字。

第一个方面是"病"，对疾病进行评估，评价当前身体的疾病状态。第二个方面是"药"，对老年人所用的药物进行全面的评估，以防止不合理的用药、多重用药。第三个方面是"情"和"智"，即情感和智力，会通过量表来进行情感和智力的评估。第四个方面是"行"，也就是躯体功能，不只是步行，还包括行为、四肢的行动能力等老年综合评估。近年来还加上了听力、视觉的评估，总结起来就是"病、药、情、智、行"五个字。

"病"

疾病作为"病、药、情、智、行"的首位，医务工作人员会对老年人的全身疾病状况进行评估。首先做病史回顾，看老人之前有没有慢性疾病、有没有进行过重大的手术、有没有传染病、有没有创伤史、有没有跌倒或者骨折的情况，然后对老年人的营养状况及进食状况进行评估，包括老年人身体肌肉、脂肪的含量，体内各种微量元素的情况，以及吞咽功能（主要是牙齿的情况，因为很多老年人营养不良与牙齿的不良状态密切相关）。之后，会对老年人的感知觉进行评估，主要是视觉和听觉。最后是大便和小便的评估，因为这两件事情其实是影响老年人日常生活质量的非常重要的事情。小便问题主要是尿失禁、尿频，无论男性还是女性，在老年的时候都会面临这样的情况，临床上接诊的老年患者也多半有这种情况，我们将尿频、尿急、尿痛称为膀胱刺激征，出现这种情况时要及时至医院就医；大便的问题主要是便秘、大便次数减少、排便费力等，有一些老年人也会存在大便次数增多的情况。

以上疾病的情况总结起来就是对全身疾病史、营养、牙齿、听觉、视觉、大小便等情况进行评估。

"药"

第二大项的评估就是用药情况的评估,这时候老年朋友们应该把自己以往或者现在的用药情况都讲给医生听。一般来说,老年人理应服用5种以下的药物,当然,情况特殊时药物使用也会有变化,但是我们不希望多种药物同时服用,这样会加重肝肾等代谢负担。评估老年人用药的内容包括以下几个方面。

(1)药物的适应证。药物要严格按照药物说明书上的适应证使用。

(2)药物的用法用量。注意药物的使用是否合理,该更换剂量的时候是否遵医嘱更换,是不是不应该一起用的药被同时服用。

(3)用药的疗程。如是不是该停药的时候却还在继续用药。

(4)精神类的、止痛类的药物是否按医嘱服用。

类似上述列出的情况都会影响老年人的身体健康。

在临床上,医生使用或者更换药物时会更谨慎,比如在高尿酸血症的老年人中,我们就会谨慎地使用噻嗪类利尿剂,或者是当老年人因为缺铁性贫血需要口服铁剂的时候,如果同时还在服用抑酸剂,这会导致胃酸的分泌减少,而大量的胃酸对于铁的吸收是有帮助的,这时候就不会建议同时服用铁剂和抑酸剂,如果抑酸药必须服用,可以尝试错峰服药。这些都需要由老年专科医生为每一位老年人做一个整体的、量身定制的分析。

"情"与"智"

当已经做了疾病以及用药情况的评估以后,接下来要展开认知心理和情感的评估,这个就需要老年人配合做一些问卷,如果做问卷的时候，老年人搞不清、看不清的话，可以叫家里的年轻人帮忙。

认知情况怎么评估？最简单的，可以做一些记忆类的评估。比如医生说三个词，我们进行重复，重复出来一个就得 1 分，三个词如果都可以准确地重复，可以得 3 分（"词汇复现"）；然后医生说一个时间，我们把对应的表盘或者钟盘画出来并标出时间对应的指针，正确把表盘画出来得 1 分，把时间标对了又可以得 1 分（"画钟试验"）。"词汇复现"和"画钟试验"都通过，可以得满分 5 分，肯定老人的认知功能是没有问题的，3～5 分一般都是可以的。如果是 0～2 分的话，就称作认知筛查阳性，这时候就需要医生帮助老年朋友进一步地进行一些认知的治疗或者是诊断。

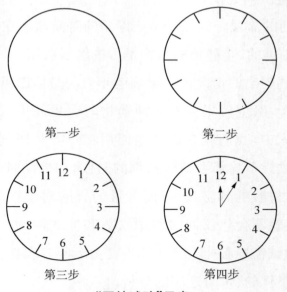

"画钟试验"示意

除了认知功能以外，情感障碍也一直受到相当高的重视，心理因素会对一个人衰老的进程及老年人的身体健康产生影响。那么，怎么知道情感出现了问题？当老年人出现情感低落、心情总是开朗不起来的时候,就可以通过一些量表来进行评估。

如下表中的 15 个问题,这些问题回答起来很简单,只要回答"是"或者"否",最后把得分加起来。回答一个"是"就得 1 分,正常的是 0～5 分,也就是说,这 15 个问题里面,老年人只要满足得分在 5 分以下,就表明老年人目前的心理状态和情感状态比较健全;超过 5 分,就说明情感出现了问题,可能需要心理医生、精神医生或者老年科医生进行一些干预,或者给老年人进行一些心理辅导。

● 情感障碍量表

1. 您对您的生活基本上满意吗?	是/否
2. 您减少了很多活动和嗜好(兴趣)吗?	是/否
3. 您觉得生活空虚吗?	是/否
4. 您常常感到厌烦吗?	是/否
5. 您是否大部分时间内精神状态都好?	是/否
6. 您会害怕将有不好的事情发生在您身上吗?	是/否
7. 大部分时间内您觉得快乐吗?	是/否
8. 您是否经常感到自己是无能和没用的?	是/否
9. 您是否更愿意待在家里,而不喜欢外出和尝试新鲜事物?	是/否
10. 您是否觉得与多数人比较,您的记性更差?	是/否
11. 您是否认为"现在还能活着"是一件很好的事情?	是/否
12. 您是否感到您现在活得很没有价值?	是/否
13. 您觉得体力充沛吗?	是/否
14. 您是否觉得您现在的处境没有希望?	是/否
15. 您是否觉得大部分人比你过得更好?	是/否

"行"

最后需要进行的就是躯体方面的评估。躯体方面评估怎么做？目前学界已经开发出了相关的评估量表。

第一个是用来对日常行为功能进行评价的量表，叫作 ADL 量表，ADL 量表主要是对日常自理行为（例如走路、进食、梳头等）进行评价，仔细地看一下量表，其对每一个可以评分的行为都进行了详细的界定，这个是对不需要借助辅助工具的日常自理行为能力的评估。

● 日常生活能力评定量表（ADL 量表）

项目	评 定 标 准	评分	
		分值标准	护理机构评分
1. 进食	较大或完全依赖	0	
	需部分帮助（夹菜、盛饭）	5	
	全面自理	10	
2. 洗澡	依赖	0	
	自理	5	
3. 梳洗修饰	依赖	0	
	自理（能独立完成洗脸、梳头、刷牙、刮脸）	5	
4. 穿衣	依赖	0	
	需一半帮助	5	
	自理（系开纽扣、开关拉链和穿鞋）	10	
5. 控制大便	昏迷或失禁	0	
	偶尔失禁（每周<1 次）	5	
	能控制	10	

续　表

项目	评 定 标 准	评分	
		分值标准	护理机构评分
6. 控制小便	失禁或昏迷或导尿	0	
	偶尔失禁（＜1 次/24 小时；＞1 次/周）	5	
	能控制	10	
7. 如厕	依赖	0	
	需部分帮助	5	
	自理	10	
8. 床椅转移	完全依赖	0	
	需大量帮助（2 人），能坐	5	
	需小量帮助（1 人）或监护	10	
	自理	15	

　　还有一个量表叫作 IADL 量表，也可以叫作辅助与工具的行为功能的评估，和前面的量表不一样，这些行为其实已经不只是在家里发生了，老人需要借助一些日常使用工具完成，利用工具的能力也代表了老年人躯体的功能，量表的构成和前面的 ADL 量表有些相像。

● 工具性日常生活活动量表（IADL 量表）

项目	0 分	1 分	2 分	3 分	4 分	得分
使用电话	完全不会使用电话或不适用	仅会接电话，不会拨电话	仅可拨熟悉的电话号码	独立使用电话，含查电话簿、拨号等		

测衰老——老年综合评估

知行合一，健康百岁……

项目	0分	1分	2分	3分	4分	得分
上街购物	完全不能上街购物	每一次上街购物都需要有人陪同	独立购买日常生活用品	独自完成所有购物需求		
食物烹调	需别人把饭菜煮好、摆好	会将已做好的饭菜加热	如果准备好一些佐料，会做一顿适当的饭菜	能独立计划、烹煮和摆放一顿适当的饭菜		
家务维持	完全不会做家务	所有的家务都需要别人协助	能做家务，但不能达到可被接受的整洁程度	能做简单的家务，如洗碗、铺床、叠被	能做较繁重的家务或偶尔需家务协助（如搬动沙发、擦地板、洗窗户）	
洗衣服	完全依赖他人洗衣服	只清洗小件衣物	自己清洗所有衣物			
外出	完全不能出门	当有人陪同可搭乘计程车或大众运输工具	能够自行搭乘计程车，但不会搭乘大众运输工具	可搭计程车或大众运输工具	能够自己搭乘大众运输工具或自己开车、骑车	
服用药物	不能自己服用药物	如果事先准备好服用的药物分量，可自行服用	需要提醒或少许协助	能自己负责在正确的时间用正确的药物		
处理财务的能力	不能处理钱财	可以处理日常购买，但需要别人的协助与银行往来或大宗买卖	可独立处理财务			

024

平衡功能和步速的测量在后文会有提及。上文已经从疾病、用药、情感、认知、躯体功能几个方面介绍了如何进行老年综合评估，同时也知道了老年人要在生活环境发生变化、躯体发生应激，或者是出现生理功能损失的情况下主动进行老年综合评估。出于多种方面的考量，要求必须由经过规范训练的医师为老年人进行评估。

首先是包括老年医师或者老年护理师在内的这样一个核心，围绕这个核心有很多人员参与，包括志愿者、护工、社会组织人员，甚至家庭成员和老年人自己，一起参与评估。在老年医院或者是医院的老年科，有多学科的团队在为老年人服务，当然也有更简单的在家也能测量的老年评估手段。

● **衰弱自测量表**

序号	条目	询问方式
1	疲乏	过去 4 周内大部分时间或所有时间感到疲乏
2	阻力增加/耐力减退	在不用任何辅助工具及不用他人帮助的情况下，中途不休息爬 1 层楼梯有困难
3	自由活动下降	在不用任何辅助工具及不用他人帮助的情况下，走完 1 个街区（100 米）较困难
4	疾病情况	医生曾告诉你存在 5 种以上如下疾病：高血压、糖尿病、急性心脏疾病发作、卒中、恶性肿瘤（微小皮肤癌除外）、充血性心力衰竭、哮喘、关节炎、慢性肺病、肾脏疾病、心绞痛等
5	体重下降	1 年或更短时间内出现体重下降≥5%

标准：具备≥3 条可诊断为衰弱综合征，<3 条为衰弱前期，0 条为无衰弱健康老人。

所幸我们现在已经认识到了，当老年人开始出现一些问题的时候，这些问题代表着可能之后会有更大的隐患，这种情况叫作衰弱，现在已经有了一些非常简便的量表来对这些情况进行评估，其实也是来自老年综合评估。那么，该如何知道自己需要去医院进一步检查呢？这里有一个量表，这个量表是为了搞清楚自身有没有疲劳的感觉、自由活动的意愿是不是减退了、步行的能力是否减退、力量是否发生了减退，由此得知疾病早期以及需要干预的衰弱状况。

　　这些量表我们该如何获得呢？除了之前介绍的一个网站（www.shuairuo.com.cn）专门为老年朋友提供便捷的老年评估的问卷系统外，我们还可以用手机扫描"老来宝"小程序二维码，在小程序上进行评估，当出现问题的时候，程序会提示您可能出现了一些需要让医师帮助进行评估的情况。通过这些方法，老年人可以很好地了解自身健康状况有没有问题、有哪方面的问题、需不需要让医师帮助解决这个问题或者在生活中应该注意哪些方面，从而更好地避免各种问题的发生。

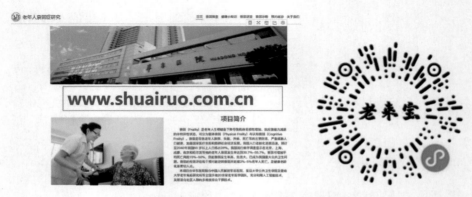

老年评估问卷系统、"老来宝"小程序二维码

养老先知老，评估是前哨，病药情智行，一个不能少。

希望各位老年朋友能够全面地了解自己的身体状况，更好地安度晚年。

（黄一沁）

扫码观看"测衰老"专题视频

——跌倒和骨折的预防

1. 跌倒对健康有哪些危害

我们都说"人老腿先老，树老根先枯"。年纪大了以后，特别是到 65 岁以上，腿脚就没有劲了，在家里往往莫名其妙就会发生跌倒。其实，老年人的跌倒是一种疾病。在我国，老年人伤害死亡的头号"杀手"是什么呢？就是跌倒。中国工程院院士、"杂交水稻之父"袁隆平，2021 年 5 月因多器官功能衰竭在长沙逝世，享年 91 岁。据媒体报道，袁老在去世前两个多月，在三亚杂交稻研究基地摔了一跤，引发了身体不适。央视《百家讲坛》主讲人马未都先生曾因自己跌倒后骨折，在身体承受各种痛苦后决定撰写《平安书》，呼吁社会关注老人跌倒。生活中不少看上去身体还不错的老年人，因为一次家里的跌倒，往往卧床不起，甚至"要了命"。然而，无论是老年人自身，还是家属、社会，对跌倒的认识都是不足的。很多老年人认为，跌倒是正常且不可避免的，很多人反复跌倒也不知道原因是什么。

老年人跌倒本质上是一种疾病

其实,老年人的跌倒本质上是一种疾病,跌倒也是最常见的老年综合征之一。跌倒是骨折的首要原因,90%的髋部骨折是由跌倒引起的。髋部骨折又有一个别名,它叫"人生最后一次骨折",那是为什么呢?因为发生髋部骨折以后,一年内的病死率可以达到20%,30%的人会留有终身的残疾,有80%的人有生活不能自理的表现,比如说日常的买菜、洗澡、做饭等,不能自主完成。所以说,骨折不仅会导致老年人的死亡,也会严重地影响老年人的生活质量,而且加重了我们老年人和家庭的生活和经济负担。老年人骨质疏松性骨折有一个特点,它有一个瀑布效应,就是有了第一次骨折以后,第二次骨折的风险会增加3倍,第二次骨折了以后没多久,又发生第三次骨折,呈递增瀑布式的级联效应。

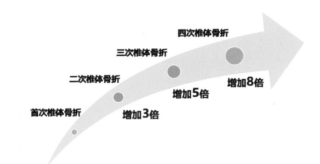

老年人骨质疏松性骨折风险

我们临床上碰到的老年人往往是这样,在家里不小心跌倒了,跌倒后发生骨折,然后住院进行手术,手术以后就躺在床上了,进一步肌肉萎缩甚至患肌少症,骨量也进一步流失,骨质疏松又加重了,导致老年人患上衰弱症，得了衰弱症，老年人从医院回到家里以后，发生跌倒的风险增加，容易再次骨折、再次入院、再次手术。如此循环往复，是一个恶性循环，最终导致死亡。因此，跌倒引起的第一次骨折，往往是老年人死亡的导火索。

跌倒对老年人的影响是多方面的

跌倒还可引起重度软组织损伤，包括关节积血、脱位、扭伤及血肿。老年人跌倒时如果直接头着地，导致颅脑损伤甚至直接死亡，或引起脑血肿、脑疝危及生命。跌倒还可引起老年人抑郁、焦虑、活动限制、恐惧等心理问题。据统计，全球每天甚至每秒钟都有老年人跌倒，65 岁以上居家老人中，每年有 28%～35% 的人发生跌倒，72 岁以上老人每 2 年跌倒一次，80 岁以上老年人每年至少跌倒一次。老年女性的跌倒风险比老年男性高 20%。

2. 跌倒和哪些因素有关

疾病相关

老年人往往多病共存，患有哪些疾病的老年人容易跌倒呢？

（1）骨骼肌肉疾病：骨质疏松、骨关节炎、肌少症等。

（2）神经系统疾病：脑卒中、脑梗死、脑出血等导致的偏瘫及后遗症、帕金森病、小脑疾病（小脑肿瘤、受损、共济失调等）、痴呆（血管性痴呆、阿尔茨海默病）、抑郁症等。

（3）前庭疾病：梅尼埃病、前庭功能失调等。

（4）心血管疾病：体位性低血压、心源性晕厥（如心律失常、心肌病、心脏瓣膜病等）。

（5）足部疾病：足底筋膜炎、跟腱炎、严重的下肢静脉曲张、血管炎等都会导致跌倒风险增高。

还有一些老年人容易发生低血糖，导致晕厥跌倒，眼部疾病导致走路看不清楚，如白内障、偏盲、青光眼、黄斑变性等。合并这些疾病的老年朋友要特别警惕跌倒。

● 引起跌倒的常见疾病

类别	引起跌倒的常见疾病种类
骨骼肌肉疾病	骨质疏松、骨关节炎、肌少症等
神经系统疾病	脑卒中、帕金森病、小脑疾病（小脑肿瘤、受损、共济失调等）、痴呆（血管性痴呆、阿尔茨海默病）、脑积水等
前庭疾病	梅尼埃病、前庭功能失调等
心血管疾病	体位性低血压、心源性晕厥（如心律失常、心肌病、心脏瓣膜病等）、冠心病等
眼部疾病	白内障、青光眼、黄斑变性、高度近视、眼底病变、偏盲等
足部疾病	足底筋膜炎、跟腱炎、严重的下肢静脉曲张、血管炎等

用药相关

老年人不仅合并疾病多，吃的药也多，普遍存在多重用药。据统计，中国老年人平均同时服用 6 种药物。老年人跌倒不少是药物惹的祸，下面我们就一起来看看哪些老年人的常用药会增加跌倒的风险。

首先，老年人普遍睡眠不好，睡前可能会吃点安眠药，睡得迷迷糊糊,晚上起夜的时候,药物又在发挥作用,这样就很容易跌倒。其次,老年人血管弹性差,如果过量或者不适当地服用降压药后,很容易引起头晕、眼前发黑甚至晕倒等"降压不良综合征",对于 80 岁以上的高龄老人,血压不要降得太低,当血压达 160/90 mmHg 时可以启动药物治疗,平时血压控制不宜低于 130/60 mmHg。临睡前服用利尿剂如呋塞米等,容易引起老年人起夜排尿,长期使用可能导致电解质紊乱,进一步导致老年人出现乏力、步态不稳造成跌倒。老年人最常服用的还有降糖药,老年人由于肝肾功能下降,药物分解代谢率降低,容易发生夜间低血糖,引起跌倒。除此之外,感冒药、抗过敏药、镇痛药、抗抑郁药等,会引起人们嗜睡、乏力、头脑不清,在这些情况下也特别容易跌倒。

因此,老年人在服用多种药物时,要注意是否有会引起跌倒的药物,也要注意药物的相互作用,可以咨询老年科或专科医生、家庭医生或者临床药师,避免药物使用引起跌倒。

● **引起跌倒的常见药物及预防措施**

药品分类	常见药物	跌倒预防措施
安眠类	地西泮、劳拉西泮、艾司唑仑、酒石酸唑吡坦、扎来普隆等	适当减量或停药,起卧均动作缓慢
降压类	普萘洛尔、硝苯地平、呋塞米、卡托普利等	注意监测血压变化,同时注意利尿剂类避免晚上服用
降糖类	双胍类、磺酰脲类及各类胰岛素等	监测血糖
止痛类	吗啡、曲马多、罗通定等	注意遵医嘱用药
感冒药类	抗生素类、扑尔敏、布洛芬等	按剂量用药,避免误服或多服,起卧均动作缓慢

药品分类	常见药物	跌倒预防措施
抗过敏类	异丙嗪、氯苯那敏、酮替芬等	若有眩晕等症状,及时调整剂量或停药
抗抑郁类	阿米替林、丙咪嗪、米氮平等	起卧需动作缓慢,注意药物用量

3. 怎样在家中快速评估跌倒风险

老年人如何了解自己是不是跌倒的高危人群,如何在家就能自测跌倒风险有多高呢?这里教各位老年朋友居家跌倒评估的"3＋1法"——三个测试,一张问卷。

请大家首先在家准备一把尺子、一支笔、一张纸、一把椅子、一只秒表或者手机。

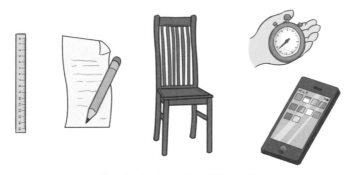

自我评估跌倒风险所需工具

第一个测试:5次坐立测试

将双手交叉于胸前,坐在椅子上,不靠扶手,用下肢力量站起、坐下，连续做 5 次，若在重复站立过程中无法坚持，呼吸短促或无法保持平衡，则中止测试。用时超过 12 秒表示有跌倒风险。

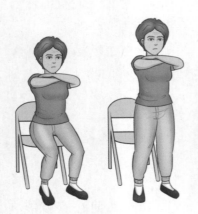

5 次坐立测试

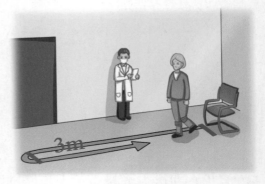

3 米起立行走测试

第二个测试：3 米起立行走测试

不靠扶手，用下肢力量，从椅子上站起以平时正常的步速向前行走 3 米，然后返回坐下。用时超过 12 秒表示有跌倒风险。

第三个测试：串联步态测试

一脚在前，一脚在后，前脚后跟触碰后脚脚趾，两脚成一直线，交替向前走 8 步。少于 8 步表示有跌倒风险。

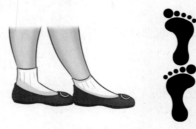

串联步态测试

034

一张问卷:跌倒风险自我筛查量表

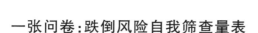

● 跌倒风险自我筛查量表

	问 题	是	否
1	你以前有过跌倒的经历吗?		
2	你是否每天服用四种或更多药物?		
3	你有卒中或帕金森病病史吗?		
4	你的平衡能力有问题吗?		
5	你在不使用手臂支撑的情况下,可以从平膝盖高的椅子上站起来吗?		
	总 分		

注:3~5 个"是"为高跌倒风险;<3 个"是"为低风险。

经过以上测试和问卷,一般就能知道自己是否为跌倒的危险人群,需要在居家和生活中注意预防跌倒。

4. 居家预防跌倒的小妙招有哪些

首先要排"雷",找出日常生活环境中跌倒的"陷阱"。请注意以下四个关键字。

"湿"

湿的地方,比如浴室,是老年人跌倒的最高危区域。很多老年人洗澡后,地上水迹没有擦干净,或者洗澡时水蒸气造成地面湿滑,再加上浴室环境密闭,当温度逐渐升高,会导致血管收缩、出汗增

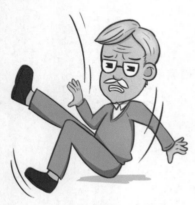

老年人在湿滑地面易跌倒

多，造成一过性缺氧、头晕、目眩，十分容易导致滑倒。还有些老年人在上厕所时由于长时间蹲坐，在没有扶手的情况下一下子站不起来而发生跌倒。厨房地面也是家里的湿滑之地，中式烹饪习惯会导致地面油腻湿滑，还有不少厨房在高处设计吊橱，老年人从高处拿东西时很容易跌倒。

"暗"

老年人本来视力就不好，夜间起来上厕所也不习惯开灯，结果不小心就跌倒了。夜间楼道里昏暗，看不清台阶和楼梯也非常容易发生跌倒。

"乱"

老年人在家里不要放多余的物品，比如地毯、小凳子、杂物、小孩子的玩具等，应尽量保持整洁，避免被障碍物绊倒。

"梯"

楼道里的楼梯、小区的台阶、在家里拿取高处物品的小梯子，都是老年人跌倒的高危区域，应格外留意。此外，一双合适的鞋子也是非常重要的，老年人一定要穿底部防滑的鞋子，底要软一点，最好有一点鞋帮，这

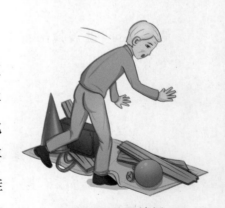

地面杂乱易绊倒

样可以保护脚踝。

老年人预防居家跌倒时比较重要的一点是,要把脾气改一下,不能再像年轻时候那样风风火火了,要坚持"四慢"原则——慢卧、慢起、慢坐、慢行。躺下时要慢慢地躺下,否则容易增加脊柱骨折的风险;起床或下床时也要慢起,起床后可以在床边静坐 3 分钟再起来;坐下时要慢坐,坐下时要看清凳子位置,尽量不要坐带滑轮底座的椅子,不要坐矮小的凳子;在雨雪天气路滑时,路过有台阶的路段或上下楼梯、上下坡时,要注意放慢脚步,有扶手的尽量依靠扶手保持身体稳定,在蹲下或站起时更要小心。

5. 哪些饮食和运动可以帮助预防跌倒

饮食

哪些食物可以帮助我们老年人预防跌倒?首先是富含钙的食物,钙是我们骨骼健康的一个基石,强壮的骨骼离不开充足的钙。老年人每天要补充 1 000～1 200 毫克的钙元素。

● **常见食物的钙含量**　　　　　　单位:(毫克/100 克)

食物名称	含量	食物名称	含量	食物名称	含量
虾皮	991	牛乳	104	胡萝卜	32
发菜	875	豌豆	97	黄瓜	24
河虾	325	绿豆	81	橙	20
豆腐干	308	芹菜	80	梨	11
紫菜	264	小豆	74	玉米	10

食物名称	含量	食物名称	含量	食物名称	含量
黑木耳	247	枣	64	瘦羊肉	9
蟹肉	231	冬菇	55	瘦牛肉	9
黄豆	191	鲤鱼	50	鸡	9
蚌肉	190	鸡蛋	48	马铃薯	8
豆腐花	175	鹌鹑蛋	47	猪肝	6
海虾	146	大白菜	45	瘦猪肉	6
蛤蜊	138	黄鳝	42	葡萄	5
酸奶	118	花生仁	39	豆浆	5
油菜	108	柑	35	苹果	4

　　如表中所示，日常饮食里富含钙的食物中，第一大类是奶制品，例如牛奶、酸奶、奶酪，都富含钙，每100毫升牛奶里含有104毫克的钙。牛奶中的钙容易被人体吸收利用，此外，牛奶中还含有脂溶性的维生素、乳清蛋白等，有助于骨骼和肌肉的健康。因此，建议老年人每天喝300毫升以上的牛奶。

　　第二大类富含钙的食物就是绿色蔬菜，比如荠菜、苋菜、胡萝卜缨、小油菜等，都富含大量的钙质，每100克胡萝卜缨中含有350毫克的钙。老年人每天应该摄入300～500克的蔬菜。绿色蔬菜还富含钾、镁、维生素C等，有助于钙的吸收和利用。但由于蔬菜中含有草酸，食用时建议先焯水，再烹饪。

　　第三大类富含钙的食物是海产品，比如虾皮、紫菜、发菜等，也都含有丰富的钙质，老年人适当吃一些紫菜虾皮汤、海苔芝麻饼等，有助于补充钙质。

　　第四大类富含钙的食物是豆制品，豆制品的含钙量和制作工艺有关,比如豆浆中含钙量很少,90%都是水,而豆腐干的含钙量却是豆浆的30倍,卤水豆腐、老豆腐含钙量高于内酯豆腐,日本豆腐的主要成分是鸡蛋,虽然吃起来顺滑但含钙量并不高,豆皮中蛋白质含量高,可以达到40%。此外,坚果类、芝麻等也富含钙质,可以吃点芝麻糊、坚果饼干等小零食。

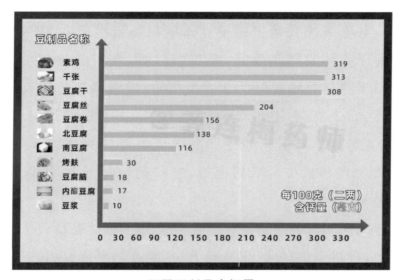

不同豆制品含钙量

老年人补钙还有一些小窍门。

（1）食补大于药补。食物补钙要多样性,例如早上可以喝一杯牛奶、吃一只鸡蛋,上午10点左右吃点坚果,中午吃点豆腐干炒肉片和一盘清炒绿叶菜,午睡起来后喝一碗芝麻糊,晚饭喝点紫菜虾皮汤,饭后可以喝一杯酸奶。

（2）钙要分次、小剂量补充。分次、小剂量补充钙,有利于肠道对钙的吸收。

（3）建议随餐服用钙片。胃酸有助于钙的分解和吸收利用,随餐服用钙片还可以降低肾结石的风险。

（4）建议补钙的同时多喝水。

除了补钙，老年人还要多吃优质的蛋白质。老年人每天每千克体重需要补充 1.2~1.5 克的蛋白质，蛋白质不仅是我们骨骼的重要组成部分，更是我们合成肌肉的最主要来源，充足的蛋白质可以预防肌肉萎缩，增加我们肌肉的力量，减少发生肌少症的风险。一般健康成人每天每千克体重需要蛋白质 0.83 克，老年人每天每千克体重则需要 0.89 克蛋白质，衰弱患者合并肌少症时每天每千克体重则需要 1.2 克蛋白质，应激状态时每天每千克体重需要 1.3 克蛋白质。其中，优质蛋白质比例最好能达到 50%，均衡分配到一日三餐中。富含优质蛋白的食物有鸡蛋、牛奶、鱼、虾和鸡、鸭、牛、羊、猪肉等，这些是动物蛋白，可以搭配大豆蛋白食用。

老年人预防跌倒还需要补充维生素 D。维生素 D 可以帮助肠道吸收钙，促进骨骼矿化、保持肌力，从而改善平衡能力，降低跌倒风险。人体获得维生素 D，90% 是通过"晒太阳"的方式，皮肤中 7-脱氢胆固醇经过太阳光中紫外线的照射可以转变成为维生素 D。维生素 D 的第二个来源是食物，主要存在于海水鱼（如沙丁鱼）、动物肝脏、蛋黄、鱼肝油等食物中，而牛奶、蔬菜、水果、谷物中维生素 D 含量较少。研究显示，每天补充 800 单位的维生素 D，跌倒风险可以下降 17%。建议上午 11 点到下午 3 点间，尽可能多地将皮肤暴露于阳光下，晒 15~30 分钟（具体时间取决于当地日照时间、纬度及季节等因素），每周两次，促进体内维生素 D 的合成，尽量不要涂防晒霜，但也要注意避免强烈的阳光直射，以免造成晒伤和增加患皮肤癌的风险。也可以口服维生素 D 进行补充，比如鱼肝油、维生素 D 滴剂，都可以帮助提高我们身体内维生素 D 的水平。

除此之外，我们有很多东西是不能乱吃的，比如说老年人不要喝太浓的茶，也不要喝太多的咖啡，更不要喝碳酸饮料，平时饮食尽量清淡，不要吃很多腌制的食品，因为这些都会把你体内的钙质从骨头里面"拉走"，导致骨质疏松的风险增高。总而言之，老年人的饮食要多样，每一种健康的食物每天都要吃一点，保持营养的均衡。

运动

除了吃，我们在家里可以做哪些运动，可以帮助我们减少跌倒和骨折的风险？

首先推荐给大家的是抗阻力运动，也就是通过对外来的一些阻力的抵抗，可以增加我们肌肉的收缩从而增加我们的肌力。肌肉收缩的同时，也对我们的骨骼有一个牵引的压力，可以提高我们的骨密度。抗阻力训练可以提高老年人肌力、提高运动神经元功能、改善骨骼肌形态、提高肌肉力量、提高肌肉代谢能力等。适当的力量训练对于减缓骨质流失、防止肌肉萎缩、维持各器官的正常功能等都具有积极作用，比如静力靠墙蹲、站立俯卧撑、提踵训练等。

其次推荐给大家的就是平衡锻炼，可以提高我们的平衡能力，预防跌倒。比如，可以练一练太极拳，或者金鸡独立及靠墙站立，都可以增加我们的下肢肌力，也可以去跳跳广场舞，增加我们身体的协调能力，这样也会使跌倒的风险降低。

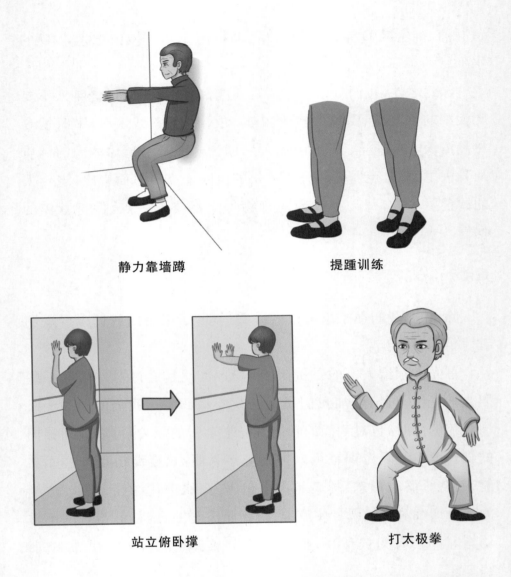

静力靠墙蹲 　　　　　　　　　提踵训练

站立俯卧撑 　　　　　　　　　打太极拳

第三推荐的是姿态训练和拉伸运动。我们老年人常常在年龄增长以后，身体处于一个前屈前倾位，也就是说，人的重心在前面，这个时候特别容易跌倒。所以，我们要做一些拉伸运动，比如靠墙把手向上高举，或者做一些扩胸运动。老年人要有自信，不要觉得老了就自卑了，我们要昂首挺胸地走，这样我们身体就会变得挺拔，姿态就会变得比较良好,跌倒的风险也会降低。

　　需要强调的是,老年人在做以上任何运动之前,首先要热身运动,还要遵循"循序而进、量力而行、持之以恒"的原则。

　　祝各位老年朋友"人老腿不老,笑做不倒翁"。

（洪　维）

扫码观看"防跌倒"专题视频

——认知障碍的预防

随着平均寿命的延长，老年人发生认知障碍的概率相应增加，给老年人自身、家庭及社会带来巨大负担。目睹了此类患者的现状，很多人自然而然会产生担忧和恐惧，有的人会说："得什么病都可以，就是不能得老年痴呆。"痴呆是一种由多原因导致的临床现象，病因复杂、病程漫长、治疗困难，大众对其产生惶恐是难免的，本部分内容重点解释痴呆的基本概念及相关知识，希望给大众以帮助。

1. 什么是老年痴呆

现代社会物质水平和医疗水平均取得了巨大的进步，人的生活质量和寿命都比以前有了很大的提高。以上海的数据为例：上海人的期望寿命 2021 年已经到了 84.11 岁，可以说上海是全国最长寿的城市，这同时也意味着，一方面上海人寻求长寿已经逐步成为现实，但另一方面，人到了 80 岁之后，脑部功能下降的概率大幅度增加，25% 左右的老年人会发生脑功能衰退。很多老人发现身体各个器官功能还不错，但就是自己的记忆力不行了，反应速度跟不上，这对他们的生活造成了很大的困扰。流行病学资料显示，65岁之后，每隔5年痴呆的患病率就要增加1倍。长命百岁是很多人的期盼，上海目前已有超过3000位100岁以上的老人，可是要活到100岁，就意味着有67%的概率会患某种类型的认知障碍。

根据严重程度，认知障碍大致可以分成两种。第一种是程度比较轻的，称为轻度认知功能障碍（MCI）。当认知障碍的程度比较严重，影响到日常生活和工作时，就称为痴呆，大众习惯上称之为老年痴呆。其实这个概念并不准确，因为形成痴呆的病理基础可能在很多年前就在大脑中形成了。根据发病时的年龄，痴呆又可以分为两种类型，65岁之前发生认知障碍的，称为早老性痴呆，而在65岁之后发生认识功能障碍的称为晚发性痴呆。根据发病的原因，痴呆可以分为许多类型，目前为止，已经确定的痴呆类型大约有80种，其中最常见也最令人生畏的就是阿尔茨海默病（AD），这个名字很难念，所以大家都习惯称之为老年痴呆。

AD大约占所有痴呆类型的60%，它临床表现主要有三大类，我们简称之为"ABC"。

"A"：日常生活能力下降

日常生活能力下降有许多种表现形式，包括执行能力、统筹安排能力、社交、照顾自己衣食住行等独立生活所必需的一系列基本活动能力的下降。举例而言，一位老年人以前可以独自到银行去把自己的退休金处理一下，或者到商店去买点东西，可是现在发现这些能力越来越衰退了，就代表着日常生活能力的下降。

"B"：行为及性格的改变

"B"代表患者举止和行为性格的改变，患者可表现为情感淡漠、哭笑无常，容易出现疲乏、焦虑等消极情绪，变得易怒、自私、多疑等。本来性格很平和的一个老人，现在变得容易兴奋和激动，或者原本很文明的一个老人，现在经常出现语言粗俗和行为举止粗鲁等情况。有的患者还会出现攻击性行为或攻击性语言，给家里人和周围的人造成很大的困扰。

"C"：认知功能障碍

"C"代表了这个疾病的核心症状，即认知功能障碍。认知功能障碍主要表现为判断力、计算力、记忆力、语言功能、书写功能等认知功能的下降，其中近事遗忘为最典型的表现。比如，老人会经常出现忘记自己最近做过的事、找不到回家的路、言语错乱、提笔忘字等现象。

2. 阿尔茨海默病有哪些症状

AD 的起病非常隐匿。在临床症状出现之前 15～20 年，大脑中已经出现 AD 相关的异常蛋白的沉积，随后病情逐步进展，直到最后出现临床症状。而一旦形成痴呆，诊断和治疗的难度明显增加，因此，我们希望能够在早期识别它。现在医学取得了很大的进步，有可能通过大脑中一些蛋白标志物的检测、PET－CT 检查以及目前正在研究的血液指标的检测，实现对 AD 的早期诊断和干预。这些都需要在医院由医生进行专业的评估后才能做出正确的诊断。大众需要了解一些该病的临床表现，这样有助于早期引起重视和注意。

情景型近事记忆功能下降

这是 AD 最核心的症状。出现这种症状的原因是患者脑中负责记忆存储的部位，即海马体，发生萎缩，导致患者对新信息的获取能力降低甚至丧失。因此，很多患者会抱怨记东西困难，无法记住刚刚说过的话或发生的事。我们把 AD 导致的记忆功能障碍称为情景型记忆功能障碍，主要表现为患者不能很好地回忆自己在什么时间、地点，和什么人在一起、发生了什么事情，即使反复地提醒和强化回忆也不能够完全回忆起来。这是 AD 最常见的临床症状。这一症状的出现，会严重影响患者的日常生活，甚至导致患者失去自理能力，给照料者带来很大的负担。

大脑后部皮层功能障碍

大脑后部皮层功能障碍主要指大脑后部顶叶、枕叶功能的障碍，影响大脑的视觉中枢和空间中枢。主要表现为患者出门时无法辨别方向，容易迷路，严重的时候甚至找不到回家的路。在室内时，家属会发现患者无法将衣物叠放整齐，自己的东西放得乱七八糟。此外，患者缺乏对时间的感知，无法准确描述目前的季节、时间，一般来说，老人如果无法回答几月几号尚可理解，但当老人对于一周之内的星期几都无法回答时，就要引起家人的重视了。以上这些症状给患者家人和患者自身都造成了很大的困扰。

语言功能障碍

语言功能障碍包括语言表达和理解、书写能力等功能的障碍。

主要表现为患者变得无法书写一些很简单的字，在与人交流时，患者内心清楚自己的意思，但是不能用简单的词汇表达，或者讲出的话不是内心想要表达的意思。随着症状发展，甚至出现语言顿挫乃至词不达意的现象。

判断功能下降

患者的判断能力下降，容易上当受骗。经常有新闻报道，无论银行工作人员如何提醒，有些老人都坚定不移地把自己的钱转到来源不明的指定的账户，给自己和家人带来严重的经济损失。

性格和人格的改变

患者的性格和脾气发生明显改变。例如，原本很温顺的老人变得有点逆反，原本很礼貌的老人现在变得有一点粗鲁，甚至出现攻击性的语言和行为等。还有些患者会变得容易猜疑，患者会经常说自己的东西比如钱包、珠宝等物品不见了，要求家人找出，而且患者猜疑的对象一般也是有顺序的，比如首先是保姆，其次是儿媳妇，最后是儿子。这些表现都是大脑功能开始退化的征兆。但这些临床表现需要与各种精神类疾病做鉴别。

3. 如何在日常生活中发现老年痴呆

我们讲了 AD 有这么多的症状，那么作为家属或者照料者，老年人在日常生活中有哪些变化值得我们注意，有助于及早发现AD 呢？

语言变化

语言的变化首先会表现为重复性语言，家属需要注意老人是不是一天当中总是在问同一个问题，或者是重复同一句话。比如，他可能会不停地问儿子和女儿："你今天要上班吗？你今天要上班吗？你今天要上班吗？"脾气好一点的家属可能会一直耐心回答，脾气不好的话就会觉得他很烦。而对这种老人来说，家属一旦批评他，他反而会更不安，所以作为家属，要正确地理解这种情况。此外，老人经常会发生话到嘴边突然就讲不出来的现象，比方说见到老朋友想要打招呼，可是突然之间就想不起来对方名字了。更严重一点可能表现为脑袋当中突然一片空白，例如想要到冰箱里去拿点东西，可是冰箱门一打开就忘了要拿什么东西。这些都是非常有警示性的表现。

缺乏主动性

我们也都知道，相比年轻人来说，老年人的社交圈减少了，所以减少外出看似是一种很正常的现象。但是家属要注意观察一下，老人是不是对所有的事情都缺乏主动性，具体表现为不想参与任何社交活动，而且和家人、周围的人以及老朋友的交往越来越少，甚至连最基本的日常活动，比如到菜场买菜或者到商店买东西等维持日常生活需要的活动都不愿意参加了。如果出现这种情况，一定要引起重视。

易发脾气

最后要提示大家的一点是，有些老年人会变得很容易发脾气，

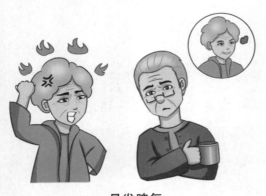

易发脾气

本来是开玩笑的一句话，或者是很不起眼一些小事，他却会爆发莫名的怒火，这种情况也要当心。现在医学上又提出一个新的观念，叫"轻度行为障碍"（MBI），如果有一部分老人，他们的性格、脾气等变得和以前不一样了，而且这种症状持续半年以上，我们就可以把这部分人群诊断为MBI。诊断为MBI的老人将来发展成痴呆的概率是非常高的，所以它也是老年痴呆的一个预警信号。

回顾我们前面讲过的情况，患有AD的老年人的日常生活能力会下降，伴随一些精神和行为症状以及认知能力的下降，这三大板块的症状构成了AD核心的临床表现。需要注意的是，这些症状既可以同时发生，也可以不同时发生，即在病程某一个阶段主要表现为A症状，而在另外一个阶段的临床表现以B症状为主。但在目前，AD患者脑功能衰退是不可逆转的，并且会随着时间的推移变得越来越严重。根据AD的发病规律，轻度的阿尔茨海默病的病程一般可以维持2～3年的时间，中度的阿尔茨海默病可维持3～4年的时间，当发展到重度时，一般只能维持2～3年的时间。所以，诊断为AD之后，如果没有得到很好的护理和治疗，就意味着患者的平均预期寿命只有8～10年。但是如果可以做到早期诊断、早期治疗、早期干预，再加上良好的护理，可以将患者的寿命再延长5年左右，总体预期寿命就可以达到10～15年。因此，我们倡导早发现、早诊断、早干预。要做到这一点，家属要做的就是特别留意以上警示信号,如果发现有以上可疑表现,建议及时带老人就医以获得进一步诊治。

4. 怎样才能远离老年痴呆

AD 的治疗不尽如人意,探讨如何预防 AD 的发生成为切实可行的公共卫生和个体健康策略。AD 的发病受到许多因素的影响,比如遗传、睡眠、压力、创伤、酗酒、感染和心脑血管病等。目前的医学研究证实,通过日常积极的努力和干预,可以将 AD 的发病风险降低 30%~40%,这是一个了不起的数据,但是想要达到这个目标,日常生活中有许多需要注意的事情。

良好的教育

现在的研究发现,假定一个人受教育时间超过 12 年,将来发生痴呆的概率会比较小,可见,要预防 AD 也要从青少年时期接受良好的教育抓起。2017 年国际阿尔茨海默大会,《时代》周刊有如下相关报道:想要避免阿尔茨海默病,从小就要好好读书。年轻的家长教导家中的孩子好好读书时,也可以从这个点强调重要性。

控制血压

按照目前血压管理的方案,35 岁以上的人每年最好测量一次血压,此后年龄每增加 5 岁,测量的频率也要增加。研究发现中年时期血压升高,以后发展成 AD 的概率会显著地升高,所以从中年时期就要注意监测血压水平。

保护听力

　　研究表明，听力对 AD 的贡献度约为 4%，这也意味着，听力的损失对 AD 的发病贡献了 4% 的作用。在保护听力方面，除了大家熟知的避免噪声、保持良好的睡眠、防治慢性疾病等措施之外，还需要认识到压力应激是造成神经性耳鸣和神经性耳聋的第一诱因，所以老人平时一定要把自己的情绪控制在一个相对平稳的状态，避免给自己施加太大的压力，这对于保护听力至关重要。

控制体重

　　现在认为，明显的肥胖对于 AD 的形成约贡献 1% 的作用。目前国内外常用的评估人体胖瘦程度的标准是身体质量指数（BMI），计算公式为 $BMI = 体重 \div (身高)^2$。按照我国的标准，BMI 超过 28 算肥胖。

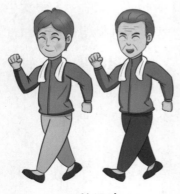

坚持运动

保持运动

　　运动的好处有许多，对心肺功能和肌肉功能的维持至关重要。在减轻 AD 发病方面，有证据表明，坚持经常运动的人，其大脑执行功能会保持得比较好，做事比较利索和完善。所以，老人要坚持经常运动，这样可以很好地保护大脑功能。

避免脑部创伤

　　现代社会交通事故频发，不恰当的剧烈运动也容易引起事故，而脑部创伤对脑功能损害是不容忽视的,所以在日常生活中要尽量避免脑部创伤的发生。老年人预防意外跌倒也是非常重要的。

保护视力

视力对形成 AD 的危险度约为 7%,视力下降的因素比较复杂,比如血管病、免疫性疾病、黄斑变性、白内障、青光眼和糖尿病引起的并发症等因素,所以在日常生活中要注意保护视力,发现有视力减退或者视野缺损时要及时就医。

避免老年疾病的发生

随着年龄的增加,由于身体衰老而引起的疾病越来越多,其中影响大、致残率高的是脑卒中,可分为出血性脑卒中和缺血性脑卒中,脑卒中的患者发生认知功能衰退的速度远远高于没有发生脑卒中的人群。此外,老人的各个器官都有不同程度的衰退。心肺功能是非常重要的,老人要有意识地定期检查自己的心肺功能,保持一个良好的状态。房颤患者群体尤其需要注意。房颤的发病率随年龄的增加而增加,房颤群体发生痴呆的概率比非房颤群体高 2～3 倍。

另一个值得高度关注的常见病为糖尿病,糖尿病人群发生痴呆的风险会比非糖尿病患者上升 1.5～2 倍,因此,老人要注意监测自己的血糖水平,并努力将其维持在正常水平。

保持良好的睡眠

我们都知道,睡眠是最好的休息方式,良好的睡眠可以使全身的肌肉、关节和骨骼得到充分的放松,也使大脑能够获得休息,身体进行良好的新陈代谢。研究表明,良好的睡眠可以清除大脑当中与

AD形成相关的淀粉样蛋白，对维护大脑的正常功能很有帮助，所以，保持良好的睡眠对预防AD非常重要。

避免抑郁

目前流行病学的统计显示，10%～12%的老年人有一定程度的抑郁和焦虑的表现。抑郁可以造成精神运动速度变慢，导致老人的反应速度变慢，做事的速度变慢，同时伴有兴趣减退、缺乏动力。在这种情况下，就会加速老人脑功能的衰退。目前，抑郁的治疗总体效果良好，极早地识别抑郁并且进行干预可以极大地降低AD的发病风险。但需要鉴别的是，部分AD患者早期表现不是记忆力下降，而是抑郁等表现，这种情况下贸然抗抑郁反而不利于痴呆的治疗，因为目前的抗抑郁药物总体上对认知功能是有一定不良影响的。

最后想和大家分享一句话：保持活力。其对应的英文是"keep active"。具体希望老年人可以做到以下三点：①有兴趣爱好；②保持运动；③善于沟通和交流。

（魏文石）

扫码观看"常用脑"专题视频

善饮食
——合理营养吃出健康

1. 居家膳食存在哪些误区

人要活得长，更要活得健康、生活有质量。合理膳食是老年人保持活力、健康、长寿的基础。然而，有些老年人在居家膳食营养方面存在一些误区，久而久之会影响到健康，因此，需要走出误区，做到平衡膳食、均衡营养。下面罗列了几项常见误区。

误区一：千金难买老来瘦

常听人说"千金难买老来瘦"。有些老年人因此限制食物摄入量和种类来追求"老来瘦"。但其实体重下降往往意味着体内脂肪和肌肉组织的同步减少，这对健康十分不利，导致老年人容易疲劳，对寒冷的抵抗力下降，增加了肌少症、感染和骨折的风险，伤口也会愈合缓慢，营养不良风险也会增加。因此，"千金难买老来瘦"的传统观点必须要纠正。

《中国居民膳食指南（2022）》提出，65 岁及以上老年人的体质量指数（BMI）在 20.0～26.9 千克/（米）^{2} 为宜，因此，老年人微胖一

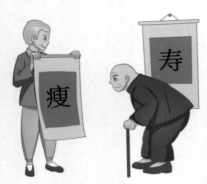

"千金难买老来瘦"的观点要纠正

点对身体好。体重的丢失是营养不良和老年人健康状况恶化的一个信号，它容易增加患病衰弱的风险，因此，老年人要经常监测体重和营养状况。当老年人体重过轻，BMI 低于 20 千克/（米）^{2} 的时候，或者近期体重有明显下降，要及时到医院和医疗机构进行医学营养的评估，及早查明原因，以便从膳食营养上采取积极的干预措施。

误区二：吃素会长寿

有传说"吃素长寿"，还有些老年人担心由于动物性食物中含有较多的饱和脂肪酸和胆固醇，会增加"三高"风险，因此，荤菜吃得比较少，甚至不吃荤菜，改全吃素。这种做法常会导致优质蛋白质、钙、铁、锌、维生素 B_2、维生素 B_{12} 等缺乏，身体容易出现疲乏、贫血、低体重、肌肉过快丢失，进而造成抵抗力降低、衰弱等问题，不利于健康。荤素搭配、保证摄入足量的动物性食物是平衡膳食的重要组成部分。

《中国居民膳食指南（2022）》提出，老年人饮食要食物品种丰富，动物性食物充足，常吃大豆制品。保证充足的蛋白营养对于维护老人的健康和免疫功能尤为重要。一方面，老年人消化吸收能力和进食量减少，易引起蛋白质摄入不足；另一方面，老年人蛋白质合成能力下降，肌肉和骨质流失增加，需要增加食物蛋白尤其是优质蛋白质的摄入。老年人蛋白质营养不良会加剧肌肉的流失，导致肌少症和骨质疏松。韩国最近研究发现，肌少症的老年人更容易感染新冠病毒,而且重症患者的比例、住院时间和病死率都明显增高。

推荐老年人动物性食物摄入总量应达到每日 150~200 克,并应选择不同种类,不要太单一。多选鱼虾,尤其是海鱼含有丰富的多不饱和脂肪酸(如 DHA 和 EPA),对心血管健康和认知有保护作用。尽量选食瘦肉,少吃肥肉,以减少饱和脂肪酸和胆固醇摄入,降低心血管疾病的危险性。

误区三:粗粮多多益善

粗粮也叫作"全谷物",是指未经精细加工或虽经碾磨(粉碎或压片等)处理仍保留了完整谷粒所具备的胚乳、胚芽、麸皮和糊粉层组分的谷物,如燕麦、小米、玉米、荞麦、大麦、藜麦、黑麦、全麦、糙米、黑米等。粗粮也包括杂豆,如红豆、绿豆、芸豆、鹰嘴豆等。粗粮在营养健康方面有很多优点,比如 B 族维生素和矿物质含量丰富,富含膳食纤维,有促进肠道蠕动、防治便秘和痔疮的作用。粗粮的升糖指数较低,对调节血糖、血脂有一定的好处。

有些老人听说吃粗粮有益健康,便天天、顿顿都吃粗粮。但是粗粮并非多多益善。粗粮吃得太多,胃肠排空增加,食物通过胃肠道的速度过快,降低蛋白质和营养的消化吸收。粗粮膳食纤维多,影响钙、铁、镁等元素的吸收,因此,消瘦、贫血、缺钙的人群不宜吃太多的粗粮。有胃肠功能差、消化不良、胃黏膜糜烂溃疡、反流、胃肠道手术、肠道炎症出血等情况的老年人,非但不建议吃粗粮,饮食还要细软,以减少对胃肠道的刺激和损伤。

健康膳食需要粗粮搭配,"慧"选"慧"吃,才能营养加倍。《中国居民膳食指南(2022)》推荐,健康成人每天摄入全谷物占主食的

1/3，相当于每天吃 50～100 克。老年人咀嚼功能和消化功能减弱，粗粮要适度加工、粉碎、煮软食用。

误区四：吃鸡蛋弃蛋黄

鸡蛋是一种营养价值很高的食品，鸡蛋白含有丰富的优质蛋白质，尤其含有较多的赖氨酸和蛋氨酸等必需氨基酸。而蛋黄中的蛋白质、优质脂肪和许多微量营养素含量都明显高于鸡蛋白（蛋清）。此外，蛋黄中还含有丰富的卵磷脂，对增进和改善记忆力大有裨益。但蛋黄中含有较高的胆固醇，致使有人"望蛋生畏"，或只吃蛋白，丢弃蛋黄。有研究显示，给 60～80 岁的老人（其中包括患动脉硬化、冠心病、高血压者）每天吃 2 个鸡蛋，连续 3 个月，未见血清胆固醇和血脂水平增高。2 个鸡蛋的胆固醇含量约 700 毫克，为什么能保持血脂正常呢？这与鸡蛋中含有丰富的卵磷脂和胆固醇存在的形式有关。卵磷脂是一种很强的乳化剂，能使胆固醇和脂肪颗粒变小，并保持悬浮状态，有利于脂类透过血管壁为组织所利用，从而使血液中的胆固醇减少。所以，吃蛋黄不仅不会损害健康，而且对健康有益。中国营养学会推荐每日吃 1 个鸡蛋，健康老年人要坚持 1 日 1 蛋，胆固醇升高的老年人可以隔日吃 1 个鸡蛋，蛋黄、蛋白一起吃。

误区五：口渴了才喝水

水是生命之源，是构成身体的主要成分，是人体必需的营养素。老年人身体水分的含量比青年人少、对水平衡的调节能力减弱、口渴中枢反应慢、身体出汗少、心脏功能减弱、老年男性易患前列腺肥大等，导致老年人怕喝水、喝水少、不主动喝水，往往渴了才会喝水，但其实此时身体已处于缺水状态,这对身体健康极其不利。长期慢性水摄入量不足还与老年人跌倒、骨折、压疮、伤口愈合迁延、便秘、患心血管疾病、尿路感染、肾结石和死亡等有关。主动、足量饮水有助于改善老年人隐性缺水,维持健康。

疫情期间,足量喝水更重要,喝水能使我们的皮肤、口腔、鼻腔和咽喉保持湿润状态,保护呼吸道黏膜。即使病毒进入口咽部,喝水时也会把病毒带到胃内,被胃酸破坏灭活,失去毒力。

饮水量是否合适,可以根据尿液量与性状来判断。正常人的尿液呈淡黄色至黄色透明,无异味,成人每日的尿量为1～2升。如果尿量减少、颜色加深,说明饮水量不足。所以,老年人每天要形成主动饮水的良好习惯,少量多次饮水,不要感到口渴时再喝水。老年人科学饮水很重要,每日饮水量应为1500～1700毫升,喝水应该少量、多次、随意,每次50～100毫升。不要一次性大量饮水,这样容易加重胃肠负担,稀释胃液,妨碍消化。白开水是能满足人体健康最经济实用的首选饮用水。此外,还可饮用淡茶水,淡茶水一方面可向人体提供大量水分,另一方面还可提供少量有益物质,起到保健、适当补充营养的作用;茶叶的清香也能愉悦心情,提高老年人的生活质量。(注:淡茶水一般是指全日使用的茶叶量不超过3克的茶水。)

2. 营养不良有哪些危害

随着年龄增加,老年人的器官功能和代谢能力都出现了不同程度的下降和衰退,比如说消化吸收能力的下降、心脑血管功能的减退，视觉、听觉、味觉等反应都迟钝，还存在肌肉衰减、骨质疏松等，这些变化都会影响到老年人对食物的摄取与消化、吸收和利用。因此，老年人非常容易出现营养不足，比如能量摄入不足、营养素摄入不足、出现消瘦或贫血等问题。

全国营养与健康调查数据显示，我国老年人贫血患病率为12.5%，75岁及以上老年人的贫血患病率为17.7%，蛋白质、维生素 A、维生素 D，以及钙、锌等微量营养素的摄入量均低于推荐水平，可见老年人的营养现状不容乐观。营养不良对老年人的健康影响不可小觑，它存在许多危害。

影响免疫功能

各种营养素与人体免疫功能之间存在着密切的联系。在膳食中，任何一种营养素摄入不足或过量都会对人体免疫系统造成直接或间接的影响。只有各种营养素搭配合理才能保证人体免疫系统的正常运作，单依靠某一种营养素，即使该营养素对人体的免疫功能的正常发挥起到不可或缺的作用，也不能保证人体免疫系统在一个最佳的状态下运作。久而久之，会增加罹患各类疾病的风险。

影响肌肉量和肌肉力量

营养不良可导致肌肉量和肌肉力量下降。随着年龄增长和人体自然衰老，肌肉和骨量的流失不可避免，加之老年人咀嚼能力变差而减少蛋白质和营养摄入，营养跟不上，就会导致肌少症的发生。肌少症会导致骨骼肌质量和肌肉功能逐渐丧失，导致残疾、跌倒、住院和死亡等不良后果的发生，严重影响老年人的生活质量和健康长寿。营养不良是肌少症发生的重要原因，保证足够的能量和营养素摄入是保证肌肉量和肌肉质量的必要条件。

易患非传染性慢性病

营养与非传染性慢性病的发生也息息相关。调查数据显示,老年人肥胖的发生率为 30%,60% 的老年人患有高血压,糖尿病的患病率超过 20%。《"健康中国 2030"规划纲要》明确提出,引起我国居民心脑血管疾病、癌症、慢性呼吸系统疾病、糖尿病等非传染性疾病的根本原因之一是不合理的膳食习惯。

各类营养素都会影响老年人的身体健康。维生素、矿物质、不饱和脂肪酸的补充与大脑生理功能有关,有助于预防阿尔茨海默病、帕金森等疾病;优质蛋白、维生素 D 能增强肌肉功能,有效防止肌少症的发生。番茄、辣椒等食物中含有的生物活性物质可以帮助抗炎、抗氧化,延缓衰老和防止各类疾病的发生。因此,当营养补充不当或摄入不足时,对老年人有害无益。

不仅如此,目前我国 80 岁以上高龄老人占比越来越高,在高龄老人和虚弱的老年人当中,进食的受限,味觉、嗅觉、消化吸收能力的降低都更为显著,营养摄入的不足更加普遍,加之基础疾病,各类疾病的威胁更大。因此,高龄老年人膳食营养的问题更应重视。

3. 居家膳食营养有哪些注意点

要维持老年人的健康长寿,有一个"三优先"理论:①要避免营养的缺乏;②要维护老年人的正常的生理功能,尽量保持老年人的活力和功能;③要维持长期的健康。营养对于老年人的健康长寿是非常重要的。

国外的研究也显示，健康的生活方式加上合理的营养，可以使得老年人病死率降低 25%，也可以增加生物学寿命。平衡膳食合理营养是老年人健康长寿的基础。各个国家都有关于老年膳食指南的推荐，《中国居民膳食指南（2022）》首次按年龄段来制定老年膳食指南，在一般人群膳食指南的基础上，考虑到老年人的营养需要和特点，增加膳食指导建议，分别针对"一般老年人"和"高龄老年人"。

针对一般老年人的 4 条核心推荐

（1）食物品种丰富，动物性食物充足，常吃大豆制品。

（2）鼓励共同进餐，保持良好食欲，享受食物美味。

（3）积极户外运动，延缓肌肉衰老，保持适宜体重。

（4）定期健康体检，测评营养状况，预防营养缺乏。

针对高龄老年人的 6 条核心推荐

（1）食物多样，鼓励多种方式进食。

（2）选择质地细软，能量和营养素密度高的食物。

（3）多吃鱼禽肉蛋奶和豆，适量蔬菜配水果。

（4）关注体重丢失，定期营养筛查评估，预防营养不良。

（5）适时合理补充营养，提高生活质量。

（6）坚持健身与益智活动，促进身心健康。

老年人更需要营养密度高、品种多样的食物，要多吃鱼、肉、禽、蛋、奶和大豆食品这些营养价值比较丰富、生物利用率也比较高的食物，同时配合适当的蔬菜和水果。食物的烹制方面要精心搭配烹调口感,美味丰富,食物质地要细软,以适合老年人的咀嚼和吞咽能力。根据具体的情况,可以采取多种方式鼓励老年人进食,减少不必要的食物限制,尤其是 80 岁以上的高龄老人,没有必要过度地限制食物的摄入。此外,阳光下的户外运动有利于人体内维生素 D 的合成,延缓骨质疏松和肌肉衰减,因此,老年人应积极进行户外活动,运动负荷要量力而行,切忌因强度过大造成运动损伤。对于行动不便的老年人,也要避免久坐,减少日常生活中坐着和躺着的时间,在家尽量减少看电视、手机,每小时起身活动几分钟,起身倒杯水、伸伸臂、踢踢腿、弯弯腰,减少久坐等静态时间。

4. 怎么吃才能健康活过 100 岁

如何才能使老年人的膳食搭配合理且营养充足?推荐如下 8 条实践原则。

食物品种丰富,合理搭配

推荐每天尽量摄入 12 种,或者每周要摄入 25 种以上的食物。食物合理搭配,包括粗细搭配、粮豆搭配、荤素搭配、蔬菜和水果的搭配、奶和豆的搭配,这是非常重要的,可以保证我们有充足、多样的食物和营养素的摄入。

摄入充足的优质蛋白

优质蛋白包括两大类,一类是动物型的食物,包括红肉(猪肉、牛肉、羊肉)、白肉(鱼、虾、禽类)、牛奶、鸡蛋,另一类是大豆及其制品。

优质蛋白有哪些重要的作用呢？蛋白质非常重要，它是生命存在的基本形式，蛋白质占我们体重的 40%，身体当中所有的组织细胞都是由蛋白质来构成的，蛋白质和我们身体的免疫力、抗体水平、修复更新都有密切的关系。老年人蛋白质摄入量需要充足，根据专家的推荐，老年人每天每千克体重要摄入 1.2～1.5 克蛋白质，优质蛋白占到一半，每天可以摄入鱼、虾、肉类 150～200 克，1 个鸡蛋，还要经常吃一些豆制品，喝 300～500 毫升的液态奶，也可以选用酸奶或者奶粉、奶酪等其他的奶制品。

摄入充足的蔬菜和水果

根据上海市居民膳食与健康状况的监测结果，上海市居民存在膳食结构不合理，蔬菜水果吃得比较少，达不到推荐量的要求，平均蔬菜的摄入量还不到 250 克，水果的摄入量只有 75 克，远远低于膳食指南的推荐量。因此，在蔬菜、水果的营养摄入方面还有待改进。

蔬菜、水果是平衡膳食的重要组成部分，因此，餐餐都要有蔬菜、天天都要有水果，要保证每天摄入 300～500 克的新鲜蔬菜，深色蔬菜要占到一半。一般来说，深色蔬菜的营养价值要比浅色的蔬菜高，其维生素和矿物质的含量都比较高；叶菜又要比瓜果和根茎类蔬菜的营养价值高。推荐多吃深色的蔬菜，比如绿色的菠菜，红色的番茄、胡萝卜，还有一些紫色的紫甘蓝，它们中含有丰富的 β-胡萝卜素、维生素 C、钾、钙等。一些十字花科的蔬菜，比如橄榄、花菜、卷心菜等，含有丰富的植物化学物和芳香族类的化合物。同时，也可以多吃一些菌菇类，比如黑木耳、海带、藻类、大葱、大蒜、洋葱,这些食物当中含有多糖类的物质,可以调节机体免疫力,增强我们的抗病能力。水果也非常重要,提倡吃新鲜的水果,果汁不能够代替水果,可选择柑橘类、苹果、猕猴桃、草莓、蓝莓等,这些水果当中富含维生素 C、黄酮类物质、花青素等,具有增加免疫力的作用,可以提供充足的维生素和矿物质。

保证充足的食物摄入

要吃好三餐,三餐要有规律,合理安排好餐次。早餐要有充足的营养,要保证优质蛋白的摄入,早上可以吃一个鸡蛋,喝一杯牛奶,1～2 种主食,再配一点水果更好。此外,还要适当地加餐,有些老年人正餐吃的量不够,或者是饭量比较小,这个时候可以在上午或者下午吃些点心来补充营养,比如牛奶、酸奶、面包、水果,这些都可以作为一种正常的补充。

鼓励采用多种方式进餐

我们希望老年人和他们的家人能够共同进餐,同时,老年人也可以力所能及地参与食物的制作,这样有助于增加老年人的食欲和进食量。对于高龄老人或者生活自理有困难的老年人,可以采用送餐、助餐或者集体进餐的方式来促进老年人合理的营养摄入。对于一部分住院的老人或者是生活不能自理的老年人,可以采用陪伴进餐、辅助进餐的方式,以保证老年人充足的营养。

经常进行体重监测和营养状况评估

老年人有条件的时候,应该进行一些握力、上臂围、小腿围的测定,也可以测定人体的成分,来帮助我们判断身体中的脂肪、肌肉等含量以及骨骼和水分含量的变化。老年人的体重要维持在适宜的范围，过胖或者过瘦都是不利的。中国营养学会建议，老年人 BMI 维持在 20～27 千克/(米)^2 是比较合适的。国内外都有很多研究表明，老年人微胖一点寿命长，抵抗力也比较强，所以"千金难买老来瘦"是一个需要摒弃的错误观念。

合理使用特医食品和肠内营养制剂

对于老年人营养摄入不足，或者因为疾病导致营养不良，要合理使用特医食品、肠内营养制剂来补充营养。老年人进食量不足目标量的 80% 时，需要在医生和临床营养师的指导下，在两餐之间使用特医食品和肠内营养制剂，这样既可以达到补充营养的目的，又不至于影响正餐。使用特医食品是为了应对进食障碍，满足有消化吸收障碍、代谢紊乱及处于特定疾病状态下的人群对营养的需要，特别加工配置的一类配方食品。这一类的食品需要在医生和营养师的指导下单独食用，或者配合其他的食品一起食用，来提供充足的营养。

防呛咳，食物细软易消化

老年人喝水、吃饭要防呛咳。随着年龄的增加，老年人的咀嚼、吞咽功能下降，往往会发生吞咽障碍，喝水、吃饭的时候发生呛咳、误咽，导致误吸和肺部的感染。因此，要重视有吞咽障碍老年人的饮食调理，在牛奶、水、茶水等液体食物当中加入一些增稠剂，增加液体的黏稠度，延缓食物的流速，减少呛咳。此外，固体的食物要细软、容易咀嚼，可进行适当粉碎，然后添加一些凝固剂，使食物容易成型，形成食团，避免食物在口腔当中残留引起误吸。

食物多样,减少不必要的食物限制

　　高龄老人生理功能衰退,消化吸收能力减弱,营养不良、贫血、肌肉流失、衰弱、骨质疏松等发病率高,需要增加优质蛋白质、能量、钙、铁、锌、维生素 C、维生素 D 等营养素,以维护和改善身体功能。有研究表明,严格的低脂、低盐、低胆固醇饮食,以及无糖食品摄入,对高龄老年人的高血压、高血脂、糖尿病治疗无额外好处,反而因为食物限制过多,影响老人食欲和营养素的摄入,使营养风险增加。因此,高龄老人的膳食要丰富多样、少限制。

　　最后送给大家一句话:"慧吃、慧选、慧搭配,健康活过一百岁。"祝愿大家都可以健康地活过 100 岁。

（孙建琴）

扫码观看"善饮食"专题视频

——居家用药有讲究

1. 什么是多重用药

　　多重用药是指一个人同时使用多种药物治疗,一般被定义为使用 5 种及以上的药物。上海市某社区调查结果显示,老年人多重用药发生率达 75.30%。老年人服用药物数量为 2～9 种,而且随着年龄的增长,其服用药物的数量会越来越多。另外,57% 的老年妇女服用药物超过了 5 种,12% 老年人服用药物数量超过 10 种,老年人多重用药这个现象是非常普遍的。令人担忧的是,73.24% 的老年多重用药患者存在药物相关问题,对老年人健康存在潜在不利影响,老年人多重用药问题越来越受到人们的重视。

老年人多重用药现象普遍

　　目前,我国已步入深度老龄化社会,老年人的健康管理越来越受到广泛关注。增龄引起老年人器官老化和生理功能衰退,肝肾功能不断下降,人体抵御疾病风险的能力越来越弱,易罹患多种疾病,如心脑血管疾病、糖尿病、肿瘤等。据估计,老年人患有多重疾病的比例为 55%～98%，80 岁及以上老年患者同时患有 2 种及以上慢性病（如高血压、糖尿病、冠心病等）、老年综合征和（或）老年问题（如抑郁、老年痴呆、营养不良等）者占总人数的 80%。药物治疗手段是老年人疾病治疗的重要手段，老年人多病共存的状态易导致多重用药。

药品是特殊的商品

老年人往往简单地认为，生病或身体不舒服时，服用药物肯定对自己有益，其实这种看法存在偏颇。

药品属于特殊的商品，与我们日常选用食品是不一样的。每一种药品都有明确的适应证和禁忌证，其用法、用量和疗程等都有严格的规定，只有按照药品说明书正确使用才能更好地发挥疗效，尽可能避免药物不良反应。

例如治疗糖尿病所使用的胰岛素制剂，是由不同特点的胰岛素制剂"兄弟姐妹"们组成的"大家庭"。科学家们对胰岛素结构进行不同改造，分别得到不同特性的胰岛素制剂，有超短效、短效、中效、高效和混合等不同规格，以满足不同患者个体化治疗的需求。

胰岛素制剂应在专业医生的指导下，根据患者的血糖水平、并发症、体重、饮食状况等综合因素选用适合其本人的胰岛素品种，才能发挥最佳疗效。

因此，药品只有在医生的诊断和指导下正确合理使用，方能达到治病救人的目的，随意选用不仅对治疗无益，反而会对患者造成一定的伤害。而当老年人使用多种药物进行治疗时，不同药物共同作用于机体，相互作用会更加复杂，多重用药可能使药物相互作用和药物与疾病的相互作用增加，甚至会出现采用一种新的药物对某一药物引发的不良反应进行治疗的现象，形成"处方瀑布"，大大增加药品不良反应发生风险，影响患者的生活质量，增加医疗资源的浪费。

2. 多重用药危害有哪些

药物是一把双刃剑，正确合理使用可发挥治病救人的良好疗效，而不恰当使用可能会对我们人体造成伤害。譬如上一节中提到的胰岛素制剂，它是临床常用的糖尿病治疗药物之一，具有降低血糖的作用，但使用不当极易使患者发生低血糖症状，如心慌、出冷汗，严重者可发生嗜睡，甚至造成患者死亡。还有一个让我们更为印象深刻的案例就是春晚节目《千手观音》，我们肯定在欣赏姑娘们精湛舞技的同时，为她们是聋哑人而深深地感到惋惜。这些美丽动人的女孩有一些就是年幼的时候由于用药不当造成了永久性的耳聋，让她们终身抱憾。所以，我们在用药的过程中既要考虑药物的疗效，更应关注药物的安全性，让它为我们的健康带来最大的收益。

多重用药会增加药物不良反应的发生风险

在日常疾病的治疗过程中，药物的使用并非"韩信点兵，多多益善"，也就是说，并不是说服用的药物越多，对我的健康越有利。多重用药不仅增加了患者的经济负担，更增加了患者日常用药错误的风险。研究发现，服用 5 种和 10 种以上药物的患者用药错误发生率分别为 30% 和 47%，且多重用药还与药物不良反应导致的住院相关。服用药物的数量越多,更易发生药物相互作用,发生潜在性的药物毒性和药品不良反应的风险大大增加。研究表明,同时服用2种药物的患者发生药物相互作用的风险为13%,同时服用4种药物则使风险上升至38%,而同时服用7种或7种以上的药物,药物相互作用发生的风险则高达82%。所以,随着药物数量增多,药物不良反应的发生风险呈指数级增长,不恰当的多重用药不但不会给我们带来益处,还会对人体造成一定的伤害。美国研究数据显示,住院老年人中有12%是因为发生了药物不良反应而住院,排到老年人住院原因的第3位。药源性死亡占住院死亡人数的11%~20%,老年人药源性死亡占所有药源性死亡的51%,药物不良反应成为老年住院患者死亡原因的第4位。

老年人更应警惕多重用药的危害

老年人服用药物数量越多,增加了患者用药治疗方案的复杂性;加之老年人随着年龄的增加,其自身的认知功能亦随之下降,使其药物管理的能力无法执行复杂的用药方案,用药依从性下降,增加药品错服、漏服的发生率,继而影响临床治疗效果。更应引起警惕的是,老年人群多重用药与其营养状况、身体功能及认知功能之间有着一定的关联性,由于患者服用多种药物,其营养不良发生的风险从31%升高到50%,行为能力受损程度从48%提高到74%,认知功能受损程度从36%上升至54%。老年患者跌倒的发生与苯二氮䓬类药物、神经松弛剂、抗抑郁药物及抗高血压药物也密切相关,严重影响患者的生活质量。

老年人的很多症状均具有不典型性,且一种症状可能由多种因素引起,呈现多元性。头晕是老年人日常生活中经常遇到的不适症状,头晕可以是颈动脉狭窄、前庭功能异常、直立性低血压等疾病因素诱发的,也可能是α受体阻滞剂等药物因素引起的,药物因素是最容易干预调整的因素。一旦发生不适症状,首先应考虑出现的症状与服用药物是否存在一定的时间和药理关联性,可优先停用所怀疑的药物并调整治疗方案,以确保用药的安全性。

3. 居家健康用药的小妙招有哪些

我的药我做主,明明白白我的药

任何药品都是有不良反应的,只有正确、合理使用才能发挥其最佳疗效,减少不良反应的发生。老年人对自己使用的药品应做到"知己知彼",对其进行全面的了解并确认后方可放心使用。当医生为你开具了一个新药,而你对这个药一无所知时,应该从以下方面进行问询。

(1)医生开具的这个药品是治疗我哪个疾病的? 对我这个疾病有什么帮助?

(2)开具的新药是否和已在使用的药物重复?

对医生开具的新药做进一步的了解,不仅要了解药品商品名,更要了解药品的化学通用名。化学通用名是指中国药品通用名称,是国家认定并报国家卫生健康委员会备案的在中国境内药品法定名称,如氨氯地平、阿司匹林等,具有唯一性、强制性和约束性。例如,市面上降压药品种繁多,但万变不离其宗,降压药一般分为5大类:钙拮抗剂(地平类)、血管紧张素转换酶抑制剂(普利类)、血管紧张素受体拮抗剂（沙坦类）、β受体阻滞剂（洛尔类）和噻嗪类利尿药（氢氯噻嗪等）。若药品通用名中含有"地平"两个字，一般属于同一类降压药，它们作用机制相同，疗效基本上大同小异，应避免同时服用。

● 抗高血压药分类

药物类别	代表性药物
钙拮抗剂（地平类）	硝苯地平、氨氯地平、乐卡地平、尼卡地平、尼群地平、非洛地平、贝尼地平、拉西地平
血管紧张素转换酶抑制剂（普利类）	卡托普利、依那普利、贝那普利、福辛普利、雷米普利
血管紧张素受体拮抗剂（沙坦类）	氯沙坦、缬沙坦、厄贝沙坦、坎地沙坦、奥美沙坦、替米沙坦、阿利沙坦
β受体阻滞剂（洛尔类）	普萘洛尔、美托洛尔、比索洛尔

而药品商品名是药品生产厂商自己确定，一个药品化学通用名下，由于生产厂家的不同可有多个商品名称，如氨氯地平商品名有络活喜、兰迪、安内真等，其实这几个品种属于同一类药。

因此，拿到一个新药后，务必核对一下自己正在服用的药品，假如你已经在使用同类药品，请及时告知医生，避免重复用药。

（3）如何正确服用药品？具体服用的疗程需要多久？

每一种药品的药品说明书对其用法、用量都有明确规定，只有按照药品说明书规定的正确服用方法服用才能发挥其最佳治疗效果。除了慢性病如高血压、糖尿病外，并不是所有药品都需要长期服用的，例如在服用一些镇痛剂如非甾体抗炎药时，一旦疼痛缓解，你可以及时停用该类药品。因为长期服用非甾体抗炎药可导致患者胃肠道功能和肾脏功能损害，诱发药源性疾病。

（4）服用药品多久后有疗效？

首先应明确的是，所有药品并非灵丹妙药，一用马上能够立竿见影地发挥疗效，往往需要服用药物一段时间，其疗效才能达到最佳。比如抗抑郁药需要服用 10～14 天后才能发挥其最佳的抗抑郁疗效。千万不宜对药物治疗效果有超高预期，频繁更换药品，以致延误疾病的治疗。

（5）服用药物期间会出现哪些不良反应？

要明白任何药物都是有不良反应的，要预先知晓药品在使用过程中会出现哪些不良反应，做到心中有数。一旦出现药物不良反应，不会惊慌失措，能够及时采取应对措施积极处置。如前面提到的降糖药胰岛素制剂，低血糖就是其常见的药物不良反应之一，处置不当可能会导致患者死亡。提前知晓低血糖反应的症状，并在相应不适症状出现时及时服用糖水或糖果等，对保障患者生命安全非常有必要。

（6）药品使用的注意事项都有哪些？

例如：与哪些药品不应一起服用？饭前服用还是饭后服用？服用药物时应注意的地方？药品正确的保存方法？这些问题都需要关注。

比如 70 毫克规格的阿仑膦酸钠，应在每周固定的一天晨起时使用，为尽快将药物送至胃部，降低对食管的刺激，该药品应在清晨用一满杯白开水送服，并且在服药后至少 30 分钟之内避免躺卧。该药品不应在就寝时及清早起床前服用，否则会增加食管糜烂不良反应的发生危险。另外，若同时服用钙补充制剂、抗酸药物和其他口服药物，可能会干扰该药的吸收，因此，患者必须等待至少 30 分钟后才可服用其他药物。

只有明白以上相关问题，才能做到明明白白地用药，更加有底气做到正确、合理使用药物，同时将药品不良反应发生风险降至最低。

使用药物前一定要仔细阅读药品说明书，特定的药物都有特定的给药方法，使用得法才能保证药物疗效。胰岛素给药采取的是皮下注射的方法，正确使用对疾病的治疗至关重要。若使用不当，可能会导致该部位产生红肿、硬结甚至皮下脂肪萎缩，从而导致胰岛素吸收下降、吸收时间延长，最终使血糖产生波动，不利于血糖的控制。

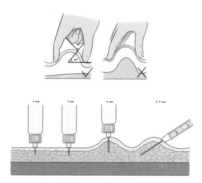

胰岛素给药方式

除此之外，还有药物的保存方法，如胰岛素制剂在没有开封使用前是需要放到冰箱内冷藏的，一旦拆封放入注射笔内开始使用后就不需要冷藏了，可以常温保存28天。胰岛素笔反复从冰箱内取出使用再放入，反而会影响胰岛素剂量的准确性，进而影响血糖的控制。

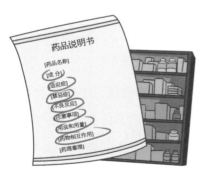

仔细阅读药品说明书

需要再次提醒大家的是，一旦看到一个自己从未使用过的药品，在离开医院的时候应向医生或药师进行咨询，确保明白无误后再回家。回家后在用药前仍需认真仔细地阅读药品说明书，从上述6个方面对药品的"脾性"进行了解，做到心中明明白白，进而按照医嘱正确使用药品。

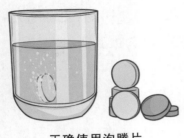

正确使用泡腾片

另外，随着科学技术的不断发展，药物新制剂和新剂型越来越丰富，如控释片、缓释片、泡腾片和咀嚼片等剂型在临床使用日益广泛，而每一种剂型的服用方法是完全不一样的。曾有 1 例新闻报道，一 18 个月大的婴儿因其母亲未注意到泡腾片这一剂型的特殊性，直接将泡腾片放入婴儿口中，可能因产生大量的二氧化碳造成婴儿窒息而死亡。这一惨痛教训再次提醒老年人，用药前一定要认认真真地阅读药品说明书，掌握正确的服用方法和药品保存方法，才能保证用药的安全有效。

个性化用药清单的制作

老年人机体功能的衰老导致多病共存，进而需要服用多种药物进行治疗。现有医院专科化越来越细，老年人往往从不同医院、不同专科就诊取药，造成重复配药及给药方案的复杂化。同时，增龄使老年患者认知功能减退，无法完成日常的药品管理，直接影响到老年人的身体健康和生活质量。因此，一份经药物重整并适合特定人员的个性化用药清单显得尤为重要。

用药清单中应包括患者服用的所有药品，除西药外，还应包括中成药和保健品。清单内容应包括：近期服用的药物种类（包括化学通用名和商品名）、用药频率、服用剂量疗程、典型药物不良反应、服药的注意事项等内容，甚至应包括随访医院、时间、相关指标等。表格制作形式可根据患者实际情况因人而异，可采用色标、表格等多种形式便于老年患者日常使用。最后强调的是，老年人用药清单制作需在临床医师或药师的指导下完成，不论增减药物剂量或是种类,还是改变服药时间,都应该咨询医师或药师后进行,以保证药物治疗方案的准确性和合理性。

● **药品清单示例**

张某某日常用药清单

用药时间	药　　物	注意事项	作用
早晨	络活喜(氨氯地平)500 毫克 1 片		降压
	倍他乐克缓释片(47.5 毫克/片)半片		
	达美康缓释片(格列齐特缓释片)30 毫克 1 片	餐前空腹服用	降血糖
	拜糖平(阿卡波糖)500 毫克 1 片	与餐同服	
	保列治(非那雄胺)5 毫克 1 片		前列腺
中午	拜糖平(阿卡波糖)50 毫克 1 片	与餐同服	降血糖
晚上	拜糖平(阿卡波糖)50 毫克 1 片	与餐同服	降血糖
睡前	阿司匹林 100 毫克 1 片		抗血小板
	立普妥(阿托伐他汀钙)20 毫克 1 片		降血脂

一张简单明了的用药清单对患者的日常就诊也是非常有帮助的,它可以帮助医生在有限的就诊时间内,全面、高效地知晓老年人目前的药物治疗方案,有利于医生对你的疾病进行客观评估后,及时更新治疗方案,同时减少不必要的重复用药。其次,医生可以更加清晰地了解到你的用药方法,及时指出用药方案中可能存在的用药剂量、服药方法等问题,及时优化和调整用药治疗方案,在有限的时间内为患者制定一个最佳的治疗方案。这也使医患沟通更为顺畅,患者的就医体验更佳。

4. 怎样确保好的用药依从性

用药依从性对于老年患者疾病的治疗至关重要。用药依从性是指患者的服药行为和医生推荐方案的符合程度，但是老年人用药依从性不容乐观。研究显示，50%的老年人没有很好地按照医生推荐的治疗方案服用药物，30%的老年人正在服用医生推荐外的药品，20%的老年人没有按照医生推荐的剂量正确服药；用药依从性差排名前三的药物分别是抗高血压药、降糖药和降脂药。

老年人用药依从性差不仅会影响到疾病的治疗，还会使疾病恶化。有数据表明，假如老年人服用抗高血压药及他汀类药物依从性不佳的话，其发生心梗、卒中的风险会增加1倍。因此，加强老年人用药依从性的管理显得尤为重要。

根据患者经济状况选择用药方案

患者经济因素是用药依从性的重要影响因素，首先应评估老年人用药的经济承受能力，根据患者的实际经济状况选择对应的用药方案，做到用药的可持续性。若患者经济状况一般，可以选择一些性价比高的高质量国产仿制药替代进口原研药品，尽可能减轻患者日常用药经济负担，保证用药的可及性。

尽量简化老年人的用药方案

老年人的用药方案应尽量简化。例如药物剂型可选择缓控释制剂，做到一天一次用药；药品的选用方面可以选择复方制剂，如氨氯地平/阿托伐他汀钙片、替米沙坦/氢氯噻嗪片、复方二甲双胍格列吡嗪胶囊等,减少患者服用药物的品种和数量,以简化患者用药方案,提高患者的用药依从性。对于吞咽功能差的老年患者,可以在有针对性地评估其吞咽功能后,选择便于吞服的药品制剂或口崩片,避免使用一些过大的片剂等,不断提高患者的用药依从性。

帮助老年人做好日常药品管理

随着年龄的增长,老年人认知能力减退,使其药品管理能力下降,可以借助一些辅助手段帮助老年人做好日常的药品管理。

（1）使用药丸盒:由老年人本人或家属将其日常服用的药品按照从周一到周日的顺序准确摆放,老年人根据摆放好的药物,按日正确服用即可。

（2）使用日历或者日志簿:每次服药后,在日历或日志簿上记录,以确保是否已经用药,比如每次服药后在日历上打钩,以此来提醒自己。

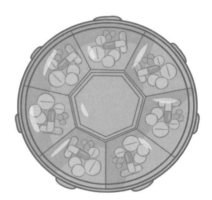

使用药丸盒

（3）固定服药时间:建议服药的行为能与老年人日常活动结合起来,比如与刷牙、吃饭、上床等固定的时间节点联系起来,以更好地提醒老年人按时服用药品。

（4）定闹钟提醒服药:通过手机、手表、闹钟等设备设置闹铃,在计划服药时间提醒老年人按时用药。

（5）药品放在显眼处:药品的放置也是非常重要的一个方面,应尽量把药品放在患者自己的视线范围之内,如餐桌、茶几、床头柜等地方更有利于患者看到需要服用的药品,千万不要把日常服用的药品藏于抽屉里或不易察觉的角落里,以免因不易看到而漏服药品。

（6）家人提醒和关心:家人的提醒和关心可使老年人能更好地做好药品管理,不断提高其管理药品的积极性和主动性,从而有更好的用药依从性。

老年人忘记服药是日常生活中经常碰到的问题,首先要提醒各位老年朋友的是,不要对忘记服药过分焦虑自责,偶尔漏服一次药物不会对疾病治疗以及身体健康造成根本性影响。如果漏服药物,应静下心来回忆一下自己上一次服药的时间大概是在什么时候,再根据上一次的服用时间来推断自己是不是应该补服一剂药物,若计划的服药时间刚过,应及时将漏服的一剂药物及时补服;距离下一次服药时间已经短于服药周期时间的一半时,如服药方法为一日2次,现在离下一次的服用时间已经小于5～6小时,那么直接到下次服药时间的时候继续按正常剂量服用即可。应提醒大家的是,我们千万不要在下一剂服药时间服用双倍的剂量,因为这样反而可能因单次剂量服用过大而诱发药物不良反应,对身体造成不必要的伤害。

用药的依从性在老年人慢病管理中起着非常关键的作用,必须按照医生制定的给药方案按时、按量地服用药物。

　　我要跟大家分享的是"灵丹妙药世上无,我要明白第一条,生活方式是基础,健康快乐活百岁"。

（沈　杰）

扫码观看"慎用药"专题视频

能自救

——居家自救保平安

1. 什么是食物窒息

这个章节里,我们来和大家讨论日常生活中经常会遇到的一种紧急情况——食物窒息。食物窒息不同于我们平时所说的"噎住了"。"噎住了"是指我们在进食的时候,由于吞咽过快或者咀嚼不够充分,导致食物不能快速、顺畅地通过食管进入胃里,给大家造成消化道(主要是食管)的梗阻感,这时候大家只要采取喝一点水或者放慢咀嚼和吞咽速度的方法,绝大多数梗阻感很快就能解决。而食物窒息是指在进食过程中,因吞咽困难、误吸等因素,导致食物不能下咽而堵塞气道,或食物误入气管引起急性吸气性呼吸困难和意识丧失,进而引起严重缺氧甚至危及生命的情况。事实上,医院的急诊每年都会收治一些因食物窒息而送来抢救的老人。为什么老人会这么容易食物窒息呢?

老人容易发生食物窒息的原因

我们都知道婴幼儿容易发生窒息,那是因为婴幼儿的吞咽功能尚未发育完全,老年人同样容易发生窒息,是因为老年人以下功能出现了退化。

(1) 老年人牙齿松动,咀嚼功能差,很多食物没有充分嚼碎就吞咽下去。

(2) 老年人由于疾病(脑梗死、阿尔茨海默病、帕金森等)状态,吞咽反射退化,吞咽动作失调。

(3) 老年人唾液分泌减少,块状或者糯米类黏状食物不易通过食管,滞留在口腔中。

以上这些功能退化,都会导致食物在咽喉部聚集,老人在呼吸时就容易将这些食物吸进气管,引发窒息。

● 食物"黑红榜"

"黑榜"食物(容易引发食物窒息)	"红榜"食物(适宜选择的食物)
干或者松散的食物:桃酥、饼干、炒饭、蛋糕	质地嫩滑的食物
黏度高的食物:年糕、汤圆、粽子等	湿润但不会流汁的食物
需要较多咀嚼的食物:坚果类、大块的瘦肉	容易成团的食物
纤维含量高的食物:芹菜	
有核、有刺、有骨头的食物	
混合质地的食物:汤泡饭、瘦肉粥等	

如何避免食物窒息

(1) 避免进食容易引起窒息的食物,特别想吃的时候,也要改变这些食物的性状,比如把坚果、芹菜打碎再进食。

(2) 尽量坐位进食,卧床患者要把床头摇高 60°～90°,就餐后半小时内不能平躺。

（3）进餐环境要安静，进餐时要专注，不要讲话或者看电视，就餐时要保持清醒状态。

（4）喂食时应使用汤勺，把食物放在口腔中能感受到食物的部位，比如脑卒中患者要用健侧进食，避免用吸管吸食。

（5）进食量应适宜，以"一口量"为最佳，大概 1/3～1/2 汤勺的量，食物量太大会咽不进去，太少则难易引发吞咽反射。

（6）进食速度不要太快，一口咽进去之后再吃下一口。

食物窒息的症状

（1）突然不能说话，出现屏气的痛苦表情。

（2）用手抓住颈部或者前胸。

（3）出现呼吸道阻塞表现：憋气、面部涨红或发紫、咳嗽、喘息甚至呼吸停止或昏迷。

发现老人噎食时，一定不能采用拍打背部或将手指伸进口腔抠喉咙的方法，其结果不仅无效，反而会使异物更加深入呼吸道。窒息后应该怎样急救呢？那就要提到海姆立克急救法了。

2. 怎样正确使用海姆立克急救法

海姆立克急救法是 1974 年由美国外科医生海姆立克发明，至今已经救活了十余万生命，被称为"生命的拥抱"。其原理是通过挤压上腹部，压迫肺部下方，瞬间产生压力，迫使肺部残留气体形成气流，冲击气管异物，使之排出，从而恢复气道通气。海姆立克急救法是抢救食物窒息患者最高效、成功率最高的办法，所以我们每个人都需要熟练掌握它。

成人海姆立克急救法

- 抢救者站在患者背后，患者两腿分开，抢救者成弓步，用髋部顶住患者。
- 两手臂环绕于患者的腰部，使患者前倾。
- 一手握拳，将拳头的拇指一侧，放在患者脐上两指处的腹部。
- 另一手抓住拳头，快速向上重击压迫患者的腹部。
- 重复以上手法，直到异物排出。

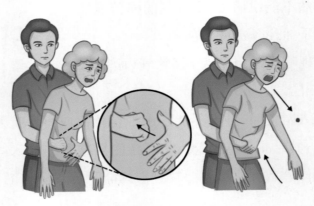

成人海姆立克急救法

昏迷患者的海姆立克急救法

- 让患者仰卧，将头颈后仰，充分打开呼吸道。
- 施救者骑跨在患者膝盖处。
- 两手重叠，掌根部置于患者脐上两指处，掌根用力，快速向上冲击腹部。
- 重复冲击腹部，直至异物排出。

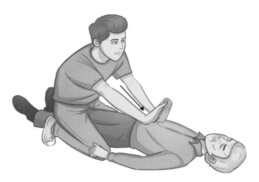

昏迷患者的海姆立克急救法

海姆立克自救法

- 寻找椅子,桌子等坚硬固定的物体。
- 将椅背或者桌边置于自己腹部脐上位置。
- 两手握拳,抵在腹部与椅背之间。
- 迅速有力地向上向内挤压,重复推压,直至异物排出。

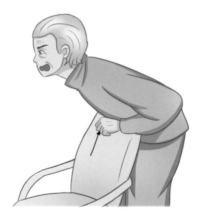

海姆立克自救法

　　为方便大家记住海姆立克急救法,我们可以记住一个简单的口诀——"剪刀、石头、布"。"剪刀":定位于脐上 2 指;"石头":一手握拳紧贴于脐上定位处；"布"：另一手掌包裹拳头后，快速向后上方冲击腹部。

3. 入院前呼救有什么注意事项

面对突发紧急情况，第一步要做的就是拨打"120"急救电话。可是，您真的会叫"120"吗？为了保证"120"救护车能在最短的时间到达指定地点，掌握以下正确呼叫"120"救护车的要领很重要！

（1）清楚报告患者所在位置，比如具体地址及附近标志性建筑物。

（2）简要描述被抢救人员当前状况，询问并听从医师电话中的急救处理指导意见。

（3）必要时自己或派人到小区门口等候，引导救护车顺利到达抢救地点，缩短院前救护时间。

（4）跟"120"沟通好之后，根据患者意识情况，让患者平卧，观察患者的意识状态，言语安慰，不慌乱。

（5）如果患者意识丧失，摔倒在地，注意要将患者置于平躺位，将其头部偏向一侧，这样可防止患者将痰或者呕吐物误吸到气管中引起窒息。

（6）解开患者领带、领口纽扣等，有首饰的尽量摘掉。

（7）不要乱服药物。在医师没有明确诊断之前，不要乱使用家里的急救药物，比如引起晕厥的原因有很多种，盲目地给予活血药物或者降压药物可能会加重病情。

（8）不要喂水、喂食物，若患者有牙套，需取下牙套。

如何做好心肺复苏

当心跳停止后,时间就是生命!

在心搏骤停后 1 分钟内进行心肺复苏,成功率＞90%;4 分钟内进行心肺复苏,成功率为 40%;6 分钟内进行心肺复苏,成功率仅为 10%,且侥幸存活者可能已经"脑死亡";10 分钟后再进行心肺复苏,成功率几乎为 0。

据统计,我国院外心搏骤停患者的生存率尚未超过 1%,绝大多数情况下,专业的急救人员不可能在 4 分钟内到达现场,所以患者的生命就掌握在周围人的手中,旁观者是否知晓心肺复苏知识、是否有施救的意愿,就显得尤为重要,将直接决定患者的命运。其实,做好心肺复苏并没有那么难,只需要记住五个字:"呼""摸""压""开""吹"。

"呼"——当发现有人倒地不起的时候,你首先要做的是判断患者是否需要心肺复苏。所谓"呼",包含三个方面:①在患者耳边呼叫,轻拍其双肩;②观察患者是否有呼吸,贴近患者面部,听是否有呼吸音,感觉是否有呼吸气流,看胸廓是否有起伏等;③不要忘记呼救,叫其他人一起帮忙。

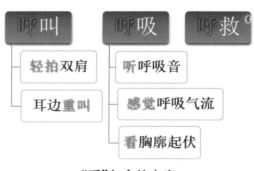

"呼"包含的内容

"摸"——指的是触摸颈动脉搏动。人体颈动脉位于气管与颈部胸锁乳突肌之间的沟内。

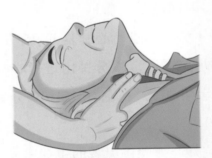

触摸患者颈动脉搏动

需要注意的是，呼和摸的判断过程应同时进行，尽可能缩短判断时间，最好在 10 秒钟之内完成。

"压"——当判断患者呼吸停止、心跳停止之后，就是心肺复苏最重要的部分了，那就是"压"，也就是胸外按压。胸外按压是用人工的办法，通过增加胸腔内压和直接压迫心脏的方式，将血液泵出，能够为心脏和脑组织提供一定量的血流。下面将按压的详细步骤进行解释。

（1）体位：无论患者倒地是在什么场所，什么体位，我们第一步要做的就是尽量要把患者摆在平地上，让患者仰卧。施救者跪在患者一侧。

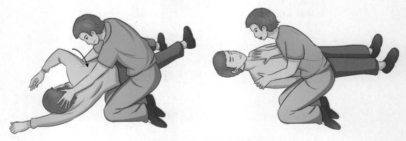

将患者放平仰卧

（2）位置：按压的位置在两乳头连线的中点，或者是胸骨中下1/3处。

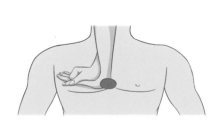
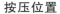
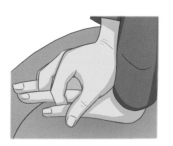

按压位置　　　　　　　　　　施救者的正确手势

（3）着力位置：施救者两手交叉，交叉的手指抬起，不要按在患者胸上，用掌根部着力，力量集中在胸骨上，按压效率更高，同时可以避免肋骨受力，损伤肋骨。

施救者上半身前倾，以髋关节为支点，背部为力臂，这样保证双臂垂直于患者胸壁。向下按压时，手肘不能弯曲，借助上半身的重力向下按压。

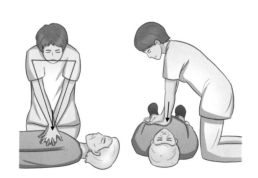

施救者的正确姿势

（4）按压频率和深度：按压频率为每分钟 100～120 次，深度为5～6 厘米深（成人三个手指的宽度），才是有效的按压。压下与放松时间基本相等，放松时双手不离开患者胸部，但也不能倚靠患者胸部。

"**开**"——指的是开放呼吸道，这里包含两个重要部分，首先就是需要清除口腔异物，保证没有异物堵塞。

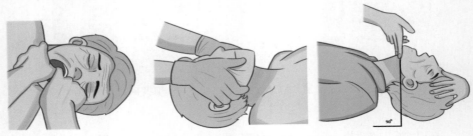

开放患者呼吸道

接下来就是让患者头充分后仰，将气道拉平直，仰头举颌，仰头抬颏。

"**吹**"——最后一步就是人工呼吸。开放气道之后，我们捏住患者鼻子，避免漏气，准备进行口对口吹气。施救者吸气后，用嘴包牢患者嘴巴，缓慢吹气（吹 1 秒以上），可以看到患者胸廓明显抬起，松口、松鼻，让气体自患者胸腔中呼出，此时可以看到患者的胸廓回落。

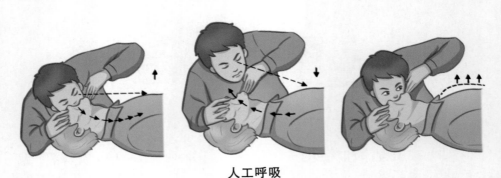

人工呼吸

按照"按压 30 次，吹气 2 次"的节奏，反复进行 5 个循环之后，需要判断心肺复苏的效果，心肺复苏有效的指标包含以下几点：颈动脉（大动脉）搏动恢复、自主呼吸恢复、散大瞳孔缩小、唇甲由紫绀转为红润、意识转为清晰等。

相关急救指南已经明确，如果旁观者没有经过 CPR（心肺复苏）培训，或者对人工呼吸有心理压力，或者在没有其他人帮助的情况下，可仅提供胸外按压，即快速、用力在胸部中心按压。总之，希望大家能初步掌握心肺复苏的基本技能，帮助他人，也帮助自己。

送给老年朋友一句话——"老年遇险不慌张，急救技能来帮忙，人人掌握心中定，你我共同保健康。"

（李　音）

扫码观看"能自救"专题视频

会自理

——居家照护要细心

1. 老年人足部有哪些问题

"千里之行始于足下",这句话告诉我们,一定要去关心足部健康。但随着年龄增长,身体会出现下肢肌力减退、平衡功能受损、足跟疼痛等症状,这些疑难问题困扰着老年朋友,影响老年朋友的身心健康。老年人常见的足部问题有哪些呢?

老茧

比较多见的是老茧,医学术语叫"胼胝",是由过度的机械压力导致角化细胞活性增加,形成过厚的角质层。老茧的明确诱因是反复接触压力及摩擦作用,如果老茧没有及时正确地处理,将会给老年朋友的足部带来不适,如行走时足部出现挤压感、疼痛感,影响活动能力等。如果处理不当,还会引起足部皮肤的破溃、感染、出血、流脓等异常情况。

真菌感染

足部真菌感染包括足部皮肤的真菌感染(俗称脚癣)和趾甲的

真菌感染（即甲真菌病，俗称灰趾甲）。脚癣会使足趾之间的皮肤变白、破溃，糖尿病患者会因此形成足溃疡，治疗起来非常困难，严重者将会导致截趾或截肢。灰趾甲常常引起趾甲畸形生长，包括趾甲颜色异常，呈灰白色或灰黑色，趾甲增厚、脱落、嵌甲、螺旋甲等，还有一些因为这些问题而导致的皮肤溃烂。

患有足部真菌感染的老年朋友，一定要规范地用药，按照医生的要求去涂抹抗真菌药物。目前，特比萘芬（丁克）或者达克宁软膏等都是对真菌感染有一定疗效的常用药。用药须遵医嘱，规范、持续地使用药物，不可以擅自停药。每日清洁完足部后，特别是趾缝之间的皮肤需保持清洁与干燥，并规范涂抹抗真菌药物，包括趾缝、趾甲周围及足跟在内的全足用药，用轻柔手法长时间按摩，使药物充分吸收，发挥足够药效。必要时，在医生指导下，可以使用封包疗法。

畸形趾甲

随着增龄，老年患者平衡功能受损，导致步态发生异常改变，加之趾甲修剪方法不准确，导致趾甲的异常生长，如坚硬甲、增厚甲、钩甲、甲下出血等甲病，严重影响老年人的足部舒适度。

皮肤开裂

随着增龄，老年人足部皮肤会出现角化增生与开裂，这个问题常常困扰着老年朋友，特别是在冬天，皮肤开裂的发生情况更加普遍。如果不把开裂的问题很好地处理的话，会导致足跟疼痛难忍，行走时疼痛加剧。为了减轻疼痛，缓解不适，老年朋友通常用胶布贴在开裂处，但是此种做法对预防开裂并没有益处。正确的处理方法是在洗完脚后把水擦干净，抹一些尿素脂类的护肤霜，要在整个开裂的皮肤以及它周围的部分充分涂抹，轻轻地按揉，让含酯类的物质能够很好地滋润和渗透到皮肤里面，有效地发挥作用，防止足部皮肤的开裂，促进开裂皮肤的愈合。

2. 有了老茧该怎么办

生活实例

> 陈阿婆今年 72 岁，因为腰椎病导致行走步态不稳，在足趾之间和前脚掌处出现多个老茧，行走时疼痛明显。陈阿婆在家人陪同下，前往小区旁一家足浴中心处理老茧。修脚师傅用尖锐利器机械削除老茧，由于削除过深导致皮肤皮损、出血，当时予以膏药包扎。次日，陈阿婆足部出现红肿、疼痛难忍而前往医院就诊。诊断为足部皮肤感染，给予输液治疗。

老茧是老年朋友常见的足部健康问题，通常发生在足趾关节处和前脚掌处，行走时可产生疼痛感，严重者则会发生茧下破溃、出血、感染等。老年朋友足部出现老茧时，该如何正确地处理呢？

接受正规治疗

首先，选择专业的医疗机构，接受正规治疗，不可前往修脚店、足浴店随意处理，特别是糖尿病患者，存在足病风险，如果接受了修脚店不正规的处理，很容易形成破损和感染，严重者可导致截肢。老年朋友可以选择到医院的足病门诊，或者糖尿病足护理门诊，由医护人员提供专业的评估，正规、安全地去除增厚的老茧，同时提供必要的减压措施，如使用减压鞋垫、减压鞋等，缩短老茧的生长速度。

不要自行用药

老年朋友不可居家擅自使用鸡眼膏等具有强腐蚀性的外用药。此类药物的强腐蚀性会对老茧周边的正常组织造成无差别腐蚀，损伤正常皮肤组织，导致破溃、出血、感染，切不可以在家中擅自处理。通常，老年朋友会在伤口上涂抹紫药水，或者用头孢粉撒在伤口上面。这些方法都是错误的，涂抹紫药水和撒头孢粉对伤口愈合没有促进作用，只是让表面收敛结痂，反而掩盖痂下的真实情况，使得感染不易被发现，进而延误治疗时机。若居家处理，可使用碘伏溶液做暂时的消毒处理，但最终还是要到医院的伤口门诊或者糖尿病足病护理门诊进行及时、正规的治疗。尤其是患有糖尿病的老年朋友，及时地专业处理尤为重要。糖尿病的高血糖状态促进了细菌滋生，使得患者更易发生感染，导致治疗困难、治疗周期长及医疗花费高，严重者将面临截肢风险。

进行局部减压

老茧是由于局部压力过大、长期摩擦导致的过度角化增生。进行局部减压，去除明确诱因是防治老茧的又一重要措施。老年朋友中常见的致使足部局部压力过大的原因有平衡功能受损、肌力下降、步态不稳及足部畸形等，通过康复治疗，减轻上述问题，可使足部异常高压力减轻或消失，从而延缓老茧的形成。

3. 糖尿病足患者怎样正确修剪趾甲和选择鞋袜

● 生活实例

　　老朱今年 68 岁，退休在家，患有糖尿病 20 多年。退休在家以后和老伴两人相伴相依，相亲相爱。老伴有个很大的特点，喜欢帮他修剪趾甲。有一次，老伴帮他修剪趾甲时两侧挖得特别地深，当时没有发现异常情况，可是到了第二天，他的足部出现了发红、发烫，第三、四天出现流脓表现，然后立即到医院诊治。因为他有糖尿病，趾甲修剪不正确导致了足部的急性感染，情况非常危急。就诊后，医生告知他需要截肢。问题这么严重，老朱和老伴一下都惊呆了，老朱说无论如何也不能截肢，要保住自己的脚。在医护人员的精心治疗和护理下，最终保住了他的足部。

正确修剪趾甲

修剪趾甲看似平常简单，但是不当地修剪则会给老年朋友带来

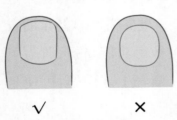

正确修剪趾甲

严重的健康问题。正确的趾甲修剪应该注意以下几点：①在洗脚后修剪趾甲，此时趾甲较软，易于修剪；②要"一"字形平剪，不可将趾甲侧缘修剪得过深、过圆；③增厚甲常常与柔软的皮肤组织融合，

应多次逐步试探修剪,以免损伤皮肤组织,引起出血、感染;④畸形生长的嵌甲、钩甲、螺旋甲等应到医疗机构,由专业的医务人员处理。

选对鞋袜足舒适

穿着正确的鞋袜不仅保证舒适度,更能保护足部,避免足部创伤等问题的发生,老年朋友选择鞋袜时应注意以下几点。

（1）鞋子的选择

- **长度** 鞋子要有足够的长度,一般鞋子长度比实际脚长多出2厘米为宜;也可用手指测量长度,脚趾顶到鞋子前端,脚后跟处可放下一根手指时即为足够长度。

- **宽度** 鞋子的宽度要稍大于脚掌的最宽处,避免鞋子过窄挤压足部两侧。

- **材质** 以透气、柔软、自然的材质为宜,不可选择过硬的闷气材质。闷气材质在脚出汗时,会形成一个闷热的潮湿环境,容易滋生细菌、真菌,造成足部皮肤的感染,透气材质则避免了这种情况。

- **鞋跟** 鞋跟不能太高,一般以3厘米为宜。不可选择尖跟,应选择坡跟。穿尖跟鞋子站立时会使前脚掌局部压力过大,带来行走疼痛,容易生出老茧,同时尖跟鞋子稳定性差,增加跌倒的风险。坡跟鞋子前后高度基本一致,稳定性好,能平均分散足部压力,舒适度好。

- **系扣方式** 宜选择魔术贴、搭扣的系扣方式。老年人视力下降、身体灵活度下降,搭扣、魔术贴系扣简单,方便穿脱。

- **买鞋时机** 宜在下午买鞋。午后,经过一天的行走,脚会微微胀大,此时买鞋可以挑选出最适宜的大小。若清晨买鞋,此时脚经过一夜的睡眠休息,血液回流后脚相对较小,此时穿着大小合适的鞋子到午后脚胀后可能产生挤压磨脚的情况。新鞋子应先短时穿着,随后逐步增加每日穿着时间,待鞋子完全贴合脚型后方可长时间穿着。

- **穿鞋检查**　穿鞋前应检查鞋内是否有异物。每次穿鞋前将鞋子倒扣,让异物掉落,或将手伸进鞋内检查,避免异物损伤足部。

(2) 袜子的选择

- **颜色**　宜选择浅色袜子,如白色。浅色袜子便于观察足部的健康状况,如足部皮肤破损出血时,白色袜子上的红色血迹比较明显,容易被发现,以及时处理破损皮肤。

- **材质**　宜选择棉质袜子。棉质柔软舒适,且透气性好,吸水性强,足部出汗时棉质袜子吸收汗液,保证足部干爽。

- **松紧**　袜口不易过紧。检查袜口皮肤是否有勒痕,若出现凹陷勒痕,则说明袜口过紧。老年朋友,特别是患有糖尿病的老年朋友,通常下肢血液循环障碍,若袜口过紧则会进一步加重这种情况。袜口过紧时,可用剪刀在袜口处剪出小缺口,使袜口变大变松。

- **清洗**　每日清洗袜子。袜子脱下后要及时清洗,并在太阳下晒干,利于杀灭细菌、真菌等。

- **更换**　每日更换袜子。不可几天重复穿着同一双袜子,未清洗的袜子细菌较多,重复穿着会增加脚癣等足部皮肤健康问题。每日检查袜子,破损时应丢弃,不可穿着破洞袜或补丁袜。破洞袜使足部皮肤没有保护,直接裸露在鞋内;补丁袜不平整,缝补接口处摩擦足部,都会增加足部不适。

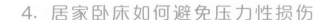

4. 居家卧床如何避免压力性损伤

"褥疮",规范的医学术语为压力性损伤,多发生于长期卧床的老年人,主要是由于身体局部长期受压,引起局部组织缺血缺氧性损伤、溃烂和坏死,通常发生在骨隆突处,如髋部、骶尾部、枕骨结节、坐骨结节等部位。良好的居家护理可有效预防压疮的发生,主要包括以下几点。

及时更换体位

长期卧床的失能老人,活动能力下降,丧失自主翻身的能力,照顾者应提供及时的翻身,更换体位。最长 2 小时应予以翻身 1 次。平躺、左侧卧位、右侧卧位轮流更换,侧卧位时以 30°侧卧位为宜,背后可垫 30°翻身枕头维持舒适体位,上下肢置于功能位,下腿自然伸直,上腿弯曲保持侧卧位的稳定性。对于较瘦弱的老年人,两腿之

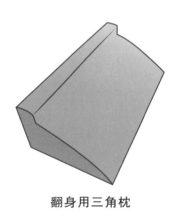

翻身用三角枕

间可垫软枕头。更换体位时,注意检查、清除床上异物,并将衣裤整理平整。

保持皮肤清洁

皮肤清洁、干爽是预防尾骶部压力性损伤的重要措施。粪便、尿液的刺激会改变皮肤表面的微环境,使皮肤屏障受损及压力耐受

性减弱,增加压力性损伤的发生风险。在大小便后,尤其是失禁的老年人,应及时清除粪便、尿液,用温清水清洗残留,用棉质毛巾擦干后,涂抹脂类皮肤保护剂或爽身粉,尤其是皮肤皱褶处。清洗时应动作轻柔,不可用力搓洗,避免皮肤损伤。

应用减压床垫

常用的减压床垫有气垫床和水床等,通过增加身体接触面积,分散压力,减轻压力性损伤发生风险。但减压床垫的应用不是确保避免压力性损伤的手段,仍需配合及时的翻身、更换体位达到更好的预防效果。

适当增加营养

营养不良是导致压力性损伤的危险因素之一,会导致老年患者活动能力下降、皮下脂肪减少、肌肉萎缩、机体代谢修复水平下降,使得压力性损伤更加容易发生。长期卧床的瘦弱老年人,经过医学评估认定为营养不良后,应及时予以营养支持,给予高蛋白、高热量饮食,多食用牛奶、鸡蛋、鱼、虾等优质蛋白质。对于经口进食不能满足身体营养所需者,应在医生指导下通过肠外营养的方式补足营养。

保护皮肤屏障

在压力性损伤好发的骨隆突处,如尾骶部、髋部、膝关节、踝关节、肘关节、肩胛部等位置涂抹液体保护剂。液体保护剂可在皮肤表面形成一层脂质保护膜,抵御液体的浸润。同时还可在骨隆突处外敷泡沫减压贴,抵挡和分散局部压力,预防压力性损伤的发生。

我给老年朋友的寄语是"呵护自己,从你做起,你一定可以"。

(白姣姣)

扫码观看"会自理"专题视频

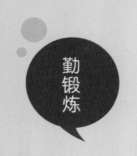

——居家锻炼强身健体

随着经济的发展、社会的进步、生活水平的提高，人类的寿命普遍延长，老年人在人口总数中所占的比例也越来越大，据第七次全国人口普查统计，截至 2020 年我国 60 岁以上老年人达到 2.64 亿，占总人口 18.7%，较上一次人口统计上升了 2 个百分点。随着年龄的增长，老年人在欢度幸福晚年的过程中慢慢发现自己的精力和体力开始下降，逐渐出现了衰老。衰老是生物界普遍存在的规律，是不以人类意志为转移的生物学法则，而适量的运动往往可以帮助增加肺活量，还可以帮助血液循环，从而促进机体的新陈代谢，保持新的活力，对于延缓衰老具有积极作用。

1. 哪些是错误的居家锻炼方式

如今的生活是越来越好了，人们的健康意识也越来越强，老年人退休后开始把生活重心转移到锻炼身体上，但一招不慎，老年人锻炼就有可能走进误区，越练病越多。下面我们来看一下老年人几种错误的锻炼方式。

错误 1：长时间跳广场舞

当《小苹果》的旋律响起，大家都知道，我们的"广场舞大军"又要出动了。有些老年人太热衷于跳广场舞了，早也跳，晚也跳，几乎达到废寝忘食的地步，但不久这一类人就会出现一个相似的病症：膝盖在做屈伸动作时没有问题，但是在爬楼梯时就会感到膝盖疼痛明显，严重的时候连走路都会不舒服，休息几天后疼痛会有所缓解。为什么跳广场舞会引起膝盖受伤呢？其实随着广场舞的风靡，其难度越来越大，通常会设计很多身体旋转、下肢扭转的动作，这些动作对身体重心控制、下肢的力量和稳定性都有较高的要求。动辄一两个小时以上的舞蹈时间，意味着关节连续使用时间过长。因此，跳广场舞并不是时间越长越好，难度并不是越大越好，适当控制时间和运动强度有利于保护膝关节。

错误 2：撞树锻炼

在清晨的公园，我们可以看到很多大爷大妈们在锻炼，有的中老年人会用自己的身体用力撞击路边的树干，他们认为树干上有疙疙瘩瘩的小突起，自己上了年纪腰背不好，用身体撞树能够刺激人体穴位和经络。然而，我们人体的每个穴位都是有准确位置的，老年人这样用背撞树接触到的是整个背面，根本无法精准刺激。除此之外，撞树还隐藏着不少风险。首先，很多老年人基本上都会有血管硬化，斑块的形成，如果撞树不当，会造成斑块脱落，容易形成血栓造成脑栓塞或肺栓塞，危及生命。其次，如果撞树力量过大会伤到肌肉和颈椎，尤其是患有骨质疏松、腰肌劳损的老年人，更不能做撞树锻炼。

错误 3：仰卧起坐

人到中老年，难免发福，有的老年人认为可以通过仰卧起坐来锻炼腹肌，把臃肿的肚子给消下去。然而老年人往往有椎间盘的狭窄和退变，仰卧起坐时要把双腿蜷起来，大大地增加了腰椎部位的负重，让老年人的椎间盘退变更严重，如果再加上患有骨质疏松，仰卧起坐时很容易对腰椎和颈椎造成不可逆的损伤。此外，仰卧起坐运动时头部的动作幅度较大，有心脑血管疾病的人也很容易血压升高，发生意外。

错误 4：爬山或爬楼梯

爬楼梯被不少老年人列为健身锻炼项目，认为健身就在家门口，方便快捷，不用另外找场地，不用专门的时间，爬山也是类似的运动。但其实在爬楼梯的过程中，膝关节的压力明显增大，膝关节反复撞击，特别是下山或下楼梯时，膝关节受到的冲击力相当于自身体重的 5～8 倍，加重髌骨软骨面和半月板的损伤。这样周而复始地重复运动，无疑会加大膝关节的损伤，诱发膝关节疾病。

错误 5：倒走练习

有的大爷大妈特别爱倒着走路，觉得这样可以使腰背更加挺拔，更能达到锻炼背部肌肉的效果。殊不知，老年人平衡性、视力、反应能力等都有所下降，一旦身后出现突发状况，老年人往往一时反应不过来，引发跌倒等意外损伤。

错误6：运动损伤后马上热敷

由于运动不科学、热身活动不到位或者身体不协调，老年人运动时经常会出现脚踝扭伤等情况，局部组织会出现疼痛、肿胀。发生运动损伤后，有些老年人会立即采用"热敷"的方法，认为这样可以促进血液循环，加快痊愈速度。其实这样达不到消肿的效果，反而使水肿和疼痛更加明显。正确的方法是：发生损伤24小时内用冰块等冷敷，将伤处组织内温度降低，使毛细血管收缩，减少出血和渗液，有利于控制病情的发展；24小时后进行热疗，加速局部的血液循环，达到活血散瘀、消肿、减轻疼痛的疗效。

错误7：空腹晨练

有些老年人为赶时间往往会空腹进行晨练，但对老年人来说，空腹晨练是非常危险的。在经过一夜的睡眠后，腹中已空，不进食就进行1~2小时的锻炼，热量不足，再加上体力的消耗，会使大脑供血不足，哪怕只是短暂的时间也会让人产生不舒服的感觉。最常见的症状就是头晕，严重的会感到心慌、腿软、站立不稳，心脏原本有毛病的老年人会突然摔倒甚至猝死。老年人晨练前适量进食是一种好的保健方法。另外，老年人冬天晨练不宜过早，最好在太阳升起后进行，这样血管就适应了低温的刺激，从而能有效防止心脑血管意外的发生。

错误8：运动时憋气

老年人心肺功能减退，憋气用力时，会因肺泡破裂而发生气胸。憋气也会加重心脏负担，引起胸闷、心悸。憋气时因胸腔的压力增高、回心血量减少引起脑供血不足，易发生头晕目眩甚至昏厥。憋气之后，回心血量骤然增加，血压升高，易发生脑血管意外。因此，老年人应选择科学、合适的锻炼项目进行锻炼。

2. 训练前应做哪些自我评估

上面说了老年人错误的锻炼方式，接下来将介绍适合老年人居家锻炼的运动方法。但在这之前，我们还要做一件事。因为老年人或多或少存在着一些基础疾病，为了确保运动安全，并实现最佳健身效果，建议老年朋友们在开始运动前仔细阅读表中的每一个问题，对自己的身体状况有一个初步的了解。

● 运动前身体状况自我评估

1	您一周 2 次及以上心痛或胸痛吗？	（是/否）
2	您一周 2 次及以上感到头晕或严重的眩晕吗？	（是/否）
3	您在过去的 4 周内有被告知血压高吗？高压大于 180 mmHg 或低压大于 100 mmHg 吗？	（是/否）
4	您目前有一周 2 次及以上严重的骨、关节、肌肉疼痛的问题，以至于您想做些处理来减轻它（服药或者使用热疗、冰疗或其他治疗）？	（是/否）
5	您一周至少 2 次会感到严重的疼痛吗，以至于您想做些处理来减轻它（服药或者使用热疗、冰疗或其他治疗）？	（是/否）
6	您在做像步行上山、上楼或者铺床之类的活动时会气短吗？	（是/否）
7	您一周跌倒 2 次及以上吗？	（是/否）
8	是否有上述没有被提到的其他身体上的原因？	（是/否）

如果您所有的问题都回答"否"，那意味着您目前的身体状况满足基本的运动安全要求，建议您积极参加运动健身。

如果您对一个或多个问题的回答为"是",那意味着您目前的身体存在健康问题,独自运动会有较大风险。请您先咨询医护人员,并在专业体能教练的指导下进行锻炼。

如果您通过上述评定与筛查,身体没有制约运动的危险因素,那么就可以开始运动了。

针对老年人群的特点,建议以肌肉力量训练、平衡训练及平衡有氧运动等方面的训练为主。

3. 老年人怎样增强肌肉力量

肌力训练

肌力训练,顾名思义就是肌肉力量训练,是肌肉在运动时做最大用力进行力量训练,包括等速肌力训练、等长训练、等张训练等。

(1)等速肌力训练:是指在运动过程中,运动速度不变而肌肉长度和力量不断改变的运动方式。

(2)等长训练:是增强肌肉力量和耐力的一种训练形式。在运动过程中,肌肉以等长收缩的形式使人体保持某一特定位置或对抗固定不动的阻力训练方式。

(3)等张训练:是指在有阻力的情况下进行肌肉收缩,在收缩过程中,肌张力基本保持不变,但肌长度发生变化,产生关节运动。

老年人肌肉力量训练的好处

经常手持哑铃或其他类型的力量训练,能够回馈给身体诸多好处，但很多人认为，负重训练是年轻人的事，与老年人毫不相干。其实，这是一种误解，老年人的肌力训练并不是要像年轻人那样锻炼出健硕的体魄，而是要从锻炼中得到其益处，运动学家指出，老年人（尤其是高龄老人或衰弱老人）可以通过肌力训练可以得到以下益处。

（1）增加骨密度，防止骨质疏松：肌力锻炼可以增加骨密度，有效地防止骨质疏松症的发生，减少了跌倒的发生和老年人骨折的危险，以及因骨折而导致的其他疾病的发生。

（2）防止肌肉流失：国外学者研究发现，年过 20 岁，每十年人体就将流失 2～3 千克肌肉，预防肌肉流失的最佳方法就是进行肌力训练。

（3）改善肌肉功能增强关节灵活性，防止关节炎：研究表明经过长期肌力训练的老年人，他们原先的关节疼痛的毛病均得到显著的改善，关节活动度明显增加，不论是骨关节炎还是风湿性关节炎。

（4）降脂减肥：研究发现，在连续进行 3 个月的肌力训练后，平均可以减掉 1.8 千克脂肪，由此可见，肌力训练对降脂减肥是何等的重要。

（5）降低高血压，防止动脉硬化：经常进行力量训练，能够有效地降低血压，防止动脉硬化的发生，这对于防治老年性疾病具有重要意义。

（6）防止腰痛症：肌力训练可以增强腰部的肌力，对于缓解及治疗腰部疼痛大有好处。

（7）治疗慢性病：肌力训练还可以缓解各种慢性疾病，如高血压、糖尿病、心脏病、抑郁症等。

（8）增强自信心，提高办事效率：老年人通过肌力训练，可以有效改善身体协调性和行动的灵活性，提升自我实现的能力，增强自信心，提高了办事能力。

适合老年人的居家锻炼

随着年龄的增长,人们的肌肉力量,身体的协调性和反应能力都有不同的下降,运动中稍有不慎,容易引起跌倒,和其他运动损伤,根据老年人居家的特点兼顾训练的安全我们设计了一套椅子操方便老年人在家里进行肌肉力量练习。

（1）下肢

- **单腿负重训练**　老年人站立,双手可扶椅背。双脚打开,与肩同宽,把身体的重心转移到一侧腿上,另一侧腿膝盖稍弯曲,脚稍离开地面,形成单腿站立,每次负重时间1～5分钟；两腿交替,10次/组,2～3组/天。

- **下肢提踵训练**　老年人站立,双手可扶椅背。双脚打开,与肩同宽,将脚趾尽量抬高到高点,停留5秒,放松5秒,然后脚后跟尽量抬高到最高点,停留5秒,10次/组,2～3组/天。这是锻炼小腿肌肉的动作。

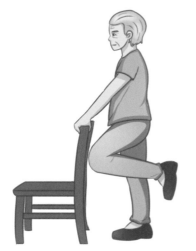

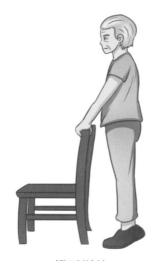

单腿负重训练　　　　　　　　提踵训练

- **下肢外展训练**　老年人呈站立位,可手扶椅背,侧方抬腿,停留 6 秒,双腿交替,10 次/组,2～3 组/天,也可用弹力带来增加训练强度。

- **坐位抬腿练习**　老年人端坐在椅子上,抬起右腿,停留 6 秒,放下,双腿交替,10 次/组,2～3 组/天,也可用沙袋来增加训练强度。

注意　这项训练对有股骨颈骨折或髋关节置换的患者是禁忌,因为骨科医生一定会告诫过这一类患者,他们的膝盖高度一定不能高过髋关节,否则容易引起人工股骨头从髋臼中脱出,造成损害。

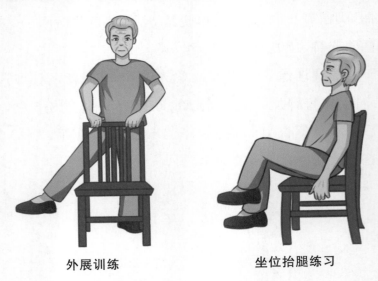

外展训练　　　　　　　　　坐位抬腿练习

- **坐位踢腿训练**　老年人端坐在椅子上,向前踢出右腿,停留 6 秒,收回,双腿交替,10 次/组,2～3 组/天,也可用弹力带或沙袋来增加训练强度。

- **坐位外展训练**　老年人端坐在椅子上,右腿向侧方打开,停留 6 秒,收回,双腿交替,10 次/组,2～3 组/天,也可用弹力带来增加训练强度。

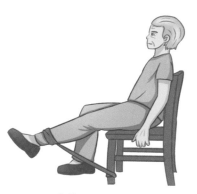

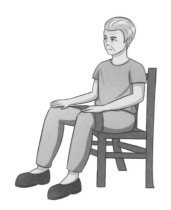

坐位踢腿训练　　　　　　　　　坐位外展训练

（2）上肢

- **上肢屈伸练习**　老年人端坐在椅子上，双手握哑铃或瓶装矿泉水，交替做屈伸动作，15～20 次/组，3 组/天。哑铃或矿泉水重量可以因人而异适当增减。

- **前臂屈伸练习**　老年人端坐在椅子上，双手握哑铃或瓶装矿泉水，前臂交替做屈伸动作，15～20 次/组，3 组/天。哑铃或矿泉水重量可以因人而异适当增减。

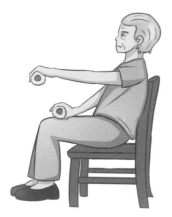

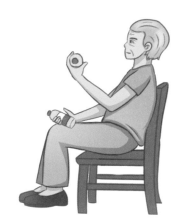

上肢屈伸练习　　　　　　　　　前臂屈伸练习

- **上肢扩胸运动** 老年人端坐在椅子上，上体正直，双手握哑铃或瓶装矿泉水，两臂平举伸直，扩胸，身体不要前后晃动，15～20 次/组，3 组/天。
- **上肢外展练习** 老年人端坐在椅子上，臀部压住弹力带，双手握住弹力带两端，置于身体两侧，肘关节伸直，上肢外展，15～20 次/组，3 组/天。

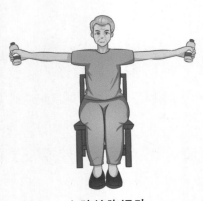
上肢扩胸运动

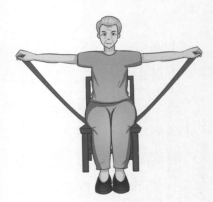
上肢外展练习

- **上肢肌力训练** 老年人端坐在椅子上，左侧臀部压住弹力带一端，右手握紧弹力带另一端，向右侧伸展，两侧相互交替训练，15～20 次/组，3 组/天。
- **上肢肱三头肌训练** 老年人端坐在椅子上，左手背身后放在臀部握紧弹力带一端，右手放头部，握紧弹力带另一端，往上伸展，左右手交替训练，15～20 次/组，3 组/天。

上肢肌力训练不仅增强了上肢的肌肉力量，而且这些训练动作，能打开胸廓，提升肺活量，增强呼吸功能，达到事半功倍。

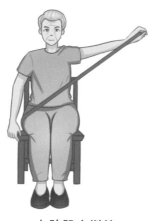
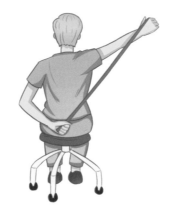

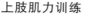

上肢肌力训练　　　　　　　上肢肱三头肌训练

4. 居家时如何锻炼平衡能力

人体的平衡功能

平衡是指在不同的环境和情况下维持身体直立姿势的能力。一个人的平衡功能正常时，能够保持体位。在随意运动中调整姿势、安全有效地对外来干扰作出反应。

平衡功能可分为静态平衡、动态平衡、反应性平衡三类。

（1）静态平衡：是指身体不动时，维持身体于某种姿势的能力，如坐、站立、单腿站立、倒立、站在平衡木上维持不动。

（2）动态平衡：是指运动过程中调整和控制身体姿势稳定性的能力。动态平衡从另一方面反映了人体随意运动控制的水平。包括坐或站时活动，站起或坐下，行走等动作都需要具备动态平衡能力。

（3）反应性平衡：当身体受到外力干扰而使平衡受到威胁时，

人体本能地作出保护性调整反应以维持或建立新的平衡，如保护性伸展反应、跨步反应等。

老年人需要进行平衡功能训练

随着年龄的增长，老年人各项身体功能面临衰退，而平衡能力恰好反映了身体视觉系统、前庭器官、肌肉和关节在内的本体感受器对各方面刺激的协调能力，平衡功能下降容易引起跌倒。对于老年人来说，意外跌倒是大忌，摔一次很可能永久性影响到日后的行走和生活。另一方面平衡功能训练还可以有效改善老人的大脑与小脑的配合度，减少老年痴呆、卒中的风险。因此，老年朋友需坚持日常平衡功能训练。

老年人平衡功能训练的方法

一般平衡训练时可以是睁眼进行，通过视觉与参照物之间的协调来保持平衡，亦可以是闭眼进行，通过调动大脑神经来对平衡进行调节，动作难度较大。一般老年人我们建议采用睁眼方式进行训练，安全系数较大。接下来给大家介绍几种老年人居家的平衡训练方法。

（1）坐位平衡训练

老年人取坐位，两手慢慢抬起与肩平，上身先转向左侧，双眼注视左侧停留 10 秒，上身回到正中，稍停留，再转向右侧，双眼注视停留 10 秒，重复做 10 次。

凳脚高与膝平，上身下俯，先伸出右手去摸左脚，然后恢复坐姿，然后再下俯，伸出左手去摸右脚，重复做 10 次。

（2）立位平衡训练

老年人站立，两脚水平分开与肩平齐，先将重心移到左腿上，从

1 数到 10，重心交替再左右脚移动，重复 10～15 次。

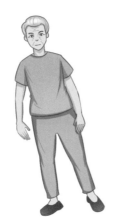 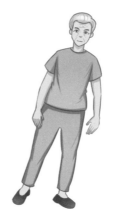

左右平衡功能训练

老年人站立，两脚前后分开，左脚在前，右脚在后，间隔一脚距离，先将重心转移到左脚上，从 1 数到 10，然后重心转移到右脚上，从 1 数到 10，重复 10～15 次。然后两脚交换，重复训练。

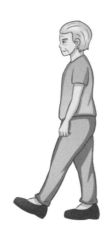 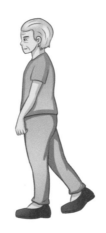

前后平衡训练

身前放置桌椅各一张，从桌上取一件物品放到椅子上，然后再把它放回到桌子上，重复搬动物体 20 次。也可以把桌上的物品放到地上，再拿回桌上，重复 20 次。但需注意的是做这一项训练老年人需注意安全，防止因体位改变而造成体位性低血压，防止跌倒。

（3）太极拳

太极拳是中国传统功法，大多数老年人都有兴趣学练。通过研究发现，太极拳运动对保持和延缓老年人平衡能力下降有明显的功效，可使老年人的前庭功能、肌肉力量、抗外部干扰能力、行动的敏捷以及协调能力增强，从而延缓平衡能力的下降。但是其中的某些

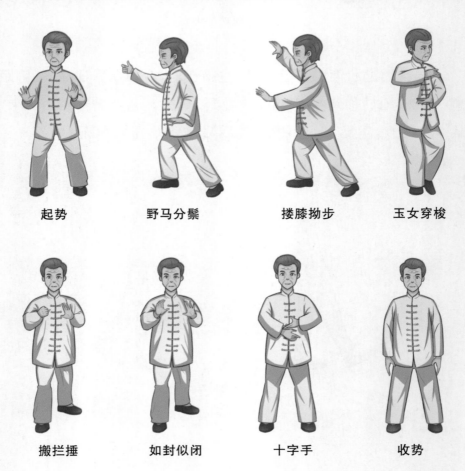

起势　　　　　野马分鬃　　　　搂膝拗步　　　　玉女穿梭

搬拦捶　　　　如封似闭　　　　十字手　　　　收势

动作如下蹲、单腿支撑,老年人很难独立完成,有一定的损伤、跌倒风险。因此,我们在传统入门24式太极拳的基础上,加以改良,选取其中适合老年人居家锻炼的动作加以练习,称之为"居家八式太极拳",如果锻炼时能配合呼吸节奏,则事半功倍,效果更佳。

5. 怎样科学进行居家有氧训练

有氧运动的优点

所谓有氧运动,是指能够增强体内氧气的吸入、运送以及利用的耐久性运动,运动时可以得到充足的氧气供应,糖可以完全分解为二氧化碳和水并释放出大量能量,所以运动可以持续很长时间,也称为耐力运动。

老年人科学地进行有氧运动可以使心脏跳动更加有力,每次收缩一次性搏出更多的血液,使最大吸氧量提高,提高新陈代谢能力,对老年人的心肺功能具有重大的影响。此外进行有氧锻炼,对预防高血压、脂代谢异常、糖耐量异常和肥胖的发生,预防骨质疏松,延缓衰老,提高生活质量等均起着重要的作用。科学的有氧运动是最有效,最适合老年人的运动模式。

老年人做有氧训练要注意运动强度

老年人可以选择快走、慢跑、游泳、骑自行车等训练方式,这些项目的特点是时间可长可短,强度可大可小,运动时呼吸比较均匀,老年人可根据自己的身体状况和喜好灵活选择。

运动强度：老年人的运动强度可以由两种简单的方式来确定：①老年人的运动强度通过心率来计算应是小于 70% 最大心率，对于保持心脏代谢健康的运动强度，可低于 50% 最大心率，高龄老人的话以 30%～50% 最大心率为宜。②通过计算靶心率的方式来确定运动强度，靶心率 = 170 - 年龄的数值。

老年人有氧训练的注意事项和基本方法

（1）老年人的有氧训练强度一开始不宜过大，可以从次强度开始，逐步过渡到中等负荷，这样身体才能获得更大益处，我们建议从 50% 最大心率强度开始，逐步过渡到 80% 左右的最大心率强度。或是从最大靶心率的 45% 左右开始，提升到 75%。

（2）老年人有氧训练后，要至少有 5～10 分钟的慢走恢复阶段，并以此来判断这种运动负荷对自身身体状况的影响。

（3）训练频率从开始的阶段的每周 2～3 次增加到每周 4～5次，训练时间从开始阶段的 15 分钟增加到 60 分钟。

（4）训练时间为 20～60 分钟，可采用持续或间歇的有氧运动（至少每次 10 分钟，可全天积累，不能坚持长时间持续训练时，需进行低水平的间歇训练）。低强度的运动持续时间 20～30 分钟以上，中高强度训练也要持续 20 分钟或更长时间。

（5）老年人的运动不能在一周内只安排一类运动方式，最好是 2～3 种不同方式交替进行，以避免过度使用性的运动损伤。

（6）进行每周 2～3 次的抗阻力量训练，尽量安排在较小有氧耐力训练日或单独安排，每组重复 8～10 次，并将力量训练安排在有氧训练之前。

（7）安全地增加运动强度和训练量的幅度：约每 2 周训练持续

时间增加 5 分钟,训练强度增加 5% 的最大心率储备,较虚弱者应先增加运动时间,然后增加运动强度。

（8）注意热身,放松和柔韧性训练。

我们希望老年人的训练是长期坚持不懈的锻炼,不能"三天打鱼,两天晒网"。同时锻炼需要科学、合理,不做长时间、高难度动作。我们的目的是以老年人的功能锻炼为主,从而提高生活质量,提高其独立性,减少依赖。

> 我们以一首打油诗来结束这次的课程：
>
> 踢踢腿,弯弯腰,病魔吓了逃；
>
> 打打拳,练练操,寿星见了笑。
>
> 永做南山不老松！

（李　勇）

扫码观看"勤锻炼"专题视频

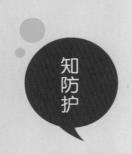

——在常态化防控下建立社会联系

1. 居家时如何进行社区、互联网就诊

常态化防控来之不易,仍需大家坚持,时刻绷紧感染防控这根弦,做到规范佩戴口罩、勤洗手、不聚集,可优先通过互联网医院就诊,非必要不外出,确需外出就医,就一定要做好个人防护,努力保护自己和家人健康。

下面,让我们一起来学习外出就医时如何做好个人防护,以及如何通过互联网医院进行网上就诊。

居家时外出就医的注意事项

(1)戴口罩,要坚持

正确佩戴口罩是阻断呼吸道飞沫传播的有效方式,是预防新冠肺炎的有效方法,尤其是外出就医,务必要佩戴口罩,既保护了自己,又保护了他人。下面我们来学习一下如何正确佩戴口罩。

1)佩戴口罩前应先洗手。

2)分清口罩的正反面和上下方向,避免手接触口罩的内面。

3）将耳挂挂于双耳，再上下拉开皱褶，使口罩覆盖住口、鼻和下颌。

4）将双手指尖沿着鼻梁压条，从中间同时向两边慢慢按压移动，使口罩与面部完全贴合。

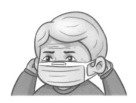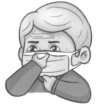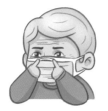

正确佩戴口罩

（2）乘坐公共交通，讲安全

外出就医尽量就近选择社区医院，若需乘坐公共交通，在全程规范佩戴口罩的前提下，需要注意防疫安全。

1）排队等候车辆时，尽量与他人保持 1 米以上安全距离。

2）关注车上载客量，如果车辆拥挤，建议等候下一趟车。

3）上车后，分散开坐，尽量不要用手碰公共物品，优先使用线上或扫码等非接触方式支付车费。

4）乘坐出租车时，建议后排落座，在气温、行驶速度等条件允许的情况下，开窗通风。

5）下车后可以使用不含酒精的免洗手消毒剂、消毒湿巾进行手部清洁。

（3）进医院，懂防感染

医院人流量较大、人群较密集，是疫情防控的重点区域，非必要不就医、不陪护、不探视。若确需就医，要注意防止交叉感染，做好自我防护，减少病毒传播的可能性。

1）提前关注医院开放时间，分时段预约挂号，错峰就诊。

2）提前列好配药清单，减少在医院逗留的时间。

3）在医院门口，自觉配合工作人员亮码、扫码、测温，快速进入。

4）尽量选择楼梯步行，或乘坐电动扶梯，减少乘坐厢式电梯。

5）若遇候诊时间较长，可选择在通风处等候。

6）尽量与他人保持1米以上安全距离，不聚集、不扎堆，避免闲聊。

7）注意咳嗽、打喷嚏礼仪，也避免接触有咳嗽、打喷嚏、乏力等症状的人。

8）建议使用移动支付，减少现金缴费。

9）随时保持手卫生，避免直接触摸电梯扶手、按钮、门把手、挂号机等。

10）及时洗手或使用免洗手消毒剂揉搓双手，避免用未清洁的手接触眼、口、鼻。

（4）勤洗手，讲卫生

洗手是预防新冠病毒感染、降低传播风险简便有效的措施之一。特别是外出就医回家后，要及时洗手，才能不把病毒带进家门。正确的洗手方法，应首选洗手液（或肥皂）+流动水，按照"七步洗手法"规范洗手，揉搓时间至少要达到20秒。

七步洗手法

① 洗手掌。流水湿润双手，涂抹洗手液（或肥皂），掌心相对，指缝闭拢，相互揉搓。

② 洗背侧指缝。手心对手背沿指缝相互揉搓，双手交换进行。

③ 洗掌侧指缝。掌心相对，双手交叉，沿指缝相互揉搓。

④ 洗指背。弯曲各手指关节，半握拳把指背放在另一手掌心旋

转揉搓,双手交换进行。

⑤ 洗拇指。一只手握着另一只手大拇指旋转揉搓,双手交换进行。

⑥ 洗指尖。弯曲各手指关节,将五个手指尖并拢放在另一手掌心旋转揉搓,双手交换进行。

⑦ 洗手腕、手臂。旋转揉搓手腕、手臂,双手交换进行。

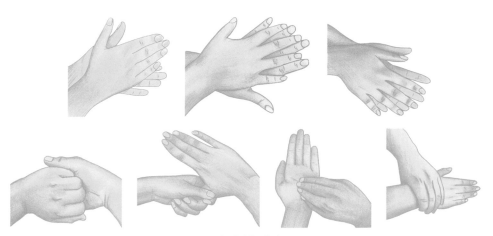

七步洗手法

小贴士:

　　日常生活中,常见的、需要洗手的时刻列举如下。

外出回家后	戴口罩前
摘口罩前后	用餐前
接触过公共设施后	揉口鼻及眼睛前
接触过钱币、快递物品后	手被呼吸道分泌物污染后

出门买药不方便，宅家也能"云看病"

"云看病"是通过互联网医院的网上就诊服务，集挂号、付费、就诊、配药于一体，全程使用手机操作完成，在家即可享受健康咨询、专家问诊、送药到家的医疗服务。

目前，上海市已经有 100 多家医疗机构取得互联网医院资质，包括市级医院、区级医院、社区卫生中心和部分社会办医疗机构，24 小时有医生应诊，为就医市民提供复诊、配药和咨询服务，全力做好线上接诊和就医咨询工作，并及时将药品送到大家的小区或单位门口，保障广大社区居民的就医需求。

另外，在配药环节，如果第三方配送人员紧缺无法配送，还可以依托社区平台，由居委会工作人员或志愿者收集配药需求，与医疗机构对接，再配药到居民手中。

"手把手"教您互联网诊疗

以华东医院互联网医院为例，"手把手"教您使用互联网诊疗服务系统。

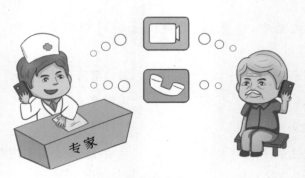

互联网诊疗

第一步：关注"华东医院"互联网诊疗服务系统。

方法一：微信搜索"华东医院"，点击进入。

方法二：扫描下方二维码进入"华东医院"微信公众号。

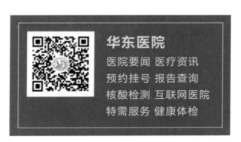

"华东医院"微信公众号二维码

第二步：在"华东医院"微信公众号中点击右下角"华东服务"，进入页面点击"添加就诊人"，完成信息填写，然后点击"互联网医院"，进入后点击在线预约。

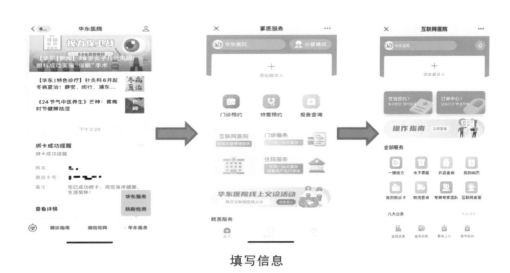

填写信息

第三步：进入科室医生介绍，选择想要问诊的医生，如果医生在线，"在线咨询"键长亮，可以进行复诊配药和志愿者配药。

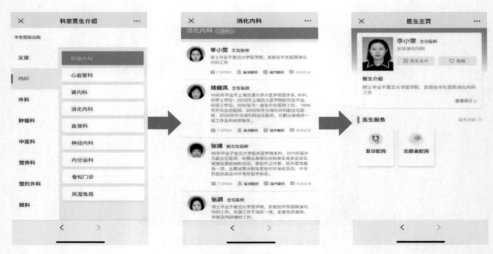

在线咨询医生

第四步：预约成功后，医生进行接诊回复，公众号将会推送相关提醒及短信，请留意公众号及短信信息。

华东医院互联网医院就诊须知

互联网医院在疫情期间发挥了重要作用，在一定程度上缓解了市民就医配药不方便的困难，但值得我们注意的是，互联网医院不同于常规的线下医疗机构，它们有特殊的就诊须知。

! 胰岛素、安眠药、中草药（包括汤剂）不适用于互联网门诊复诊配药。

- 互联网医院在线复诊服务是一项便民举措，复诊挂号参照医院普通门诊挂号收费。药品费用与医院内药品费用标准一致，药品运输费用由患者自理，此外，医院不收取任何形式的服务费。

- 为保证患者安全,对于长时间未到医院面诊的患者,我们建议您到医院进行面诊。

- 互联网医院在线复诊实行实名制,请您提供真实有效的患者信息。包括姓名、手机号、身份证号、社保卡号等有效证件及相关照片。若您登记的信息有不实、错误或资料不完整,互联网医院有权请您更正、完善个人信息。非经法律程序,互联网医院不会泄露、出售或外借您的个人信息(如姓名、肖像、身份证号码、手机号、社保卡号等)。

- 互联网医院在线复诊实行全预约制,为了满足患者的用药需求和用药安全,同时维护正常诊疗秩序,坚决打击药品倒卖等"黄牛"行为,同一身份证下的就诊卡同一天内最多可进行 2 次在线预约,每次只能选择 1 个科室。患者连续在线复诊超过 3 次后,必须到医院现场面诊 1 次,方可继续使用在线复诊功能。

- 请您按预约的时间登录微信公众号就诊。若遭遇不可抗因素导致互联网医院无法正常使用,我们将及时以短信、电话等方式通知您。

- 复诊药品范围:目前暂定慢性病的常用药。复诊配药不予开展的范围如下。

  ① 急危重症。

  ② 法定传染病。

  ③ 需要前往医院现场进行体格检查或医疗仪器设备辅助诊断的患者诊疗服务。

  ④ 需要使用到毒性、麻醉、精神、放射等特殊药品的病例。

  ⑤ 针剂、冷藏药品等不易运输的药品。

  ⑥ 经风险评估,不适用互联网医疗的其他情况。

- 药品配送时间：若不受疫情封控影响，药品配送时间为 3～5 个工作日，但药品配送随时会因为部分地区的封控而受到影响，请慎重下单，或点击"医院自取"。
- 药品退换：根据《医疗机构药事管理规定》的规定，药品一经发出，不得退换。
- 发票打印及退费：若需电子票据，请进入华东医院微信公众号，华东服务-互联网医院-电子票据查看自己的电子票据。因医院药品库存等原因造成无法发药的，可以退回药品费用。

小贴士：

互联网医院门诊仅限复诊患者开具线上处方，不能为初诊患者开具处方。

咨询下单时，要先绑定当前医院的就诊卡，按普通门诊挂号收费。

选择药品配送服务需另外支付快递费。

2. 居家时怎样获得更多的社会支持

社会支持是指一定社会网络运用一定的物质和精神手段对社会弱势群体进行无偿帮助的行为的总和。一般是指来自个人之外的各种支持的总称，是与弱势群体的存在相伴随的社会行为。

社会支持源于"社会病原学"，最早是和个体的生理、心理和社会适应能力联系在一起的,是一个人通过社会联系所获得的能减轻心理应激、缓解紧张状态、提高社会适应能力的途径。其中,社会联系可以来自家庭成员、亲友、同事、团体、组织和社区的精神和物质上的支持和帮助。

疫情期间的社会支持有哪些

新冠肺炎疫情汹涌,特别是当确诊人数不断增加、防控不断升级时,很多市民居家防控,正常生活受到影响,产生心理应激,出现了一定程度的紧张、焦虑乃至恐慌,社会适应能力下降。普通民众的社会支持主要来源于政府、朋友和亲人。不同职业的个体还会受到其职业相关领域的支持和帮助。在种类方面,有关心、慰问等情感性支持,有交流、新闻等信息性支持,有物资、服务等工具性支持。

老年人群更需要通过社会支持,获得人际联结和归属感,增加积极情绪和信念,快速适应疫情带来的变化,恢复日常生活状态。因此,面对疫情,我们需要获得更多的社会支持,高效利用社会支持资源。

如何获得更多的社会支持

(1)从官方渠道了解疫情信息和相关防护知识,获得信息性支持

疫情等应急公共卫生事件期间,特别是在信息杂乱且真假难辨的时刻,我们应该选择相信官方发布的数据信息,以及经过官方或专业医务人员、科学家认证过的信息,从正规渠道了解科学知识,掌握流行情况,做到心中有数。不要因为报道得日益频繁就认为新冠病毒有多么可怕,要知道疾病的实际严重程度不会因报道的频繁而

加重,频繁的报道只是希望引起我们的重视,但没有必要因此产生恐慌。化恐慌为认真、科学、积极有效的预防措施。

（2）分享交流支持性信息,获得情感支持

老年人群抗压能力较弱,容易感到孤立无援,这时我们可以鼓励他们通过电话、互联网、手机短信等方式,多与家人和朋友交流,将官方信息分享给家人和朋友,相互鼓励,沟通感情,加强心理上的相互支持,也可以互相提供更多的信息和情感支持。社会支持不仅仅是单向的关怀或帮助,它在多数情形下是一种社会交换,是人与人之间的一种社会互动关系。

（3）寻求精神心理卫生专业人员帮助,获得工具性支持

如果感到真的"闷出病"来了,例如过去一周里经常出现失眠、食欲不振、白天没精神、时而忧郁、不能安心做饭、不愿意洗漱、头痛、胸闷、心跳加速等临床表现,感到有许多复杂的情绪得不到身边朋友的支持和理解,可以拨打心理援助热线电话,得到心理的辅导与帮助。

（4）解决生活困难,获得社会性支持

老年人群由于抗风险能力较弱,可能会面临一些突发性、临时性的生活困难,例如低保、特困、残障和独居的老年人,也包括受疫情影响家人被隔离收治而无人照料的老年人,可以通过电话、网络等无接触方式向户籍所在街道提出申请社会救助,相关部门会根据实际情况纳入关怀服务范围,并根据实际需求发放物资救助。

3. 如何获取权威健康信息

随着人们生活质量的提高,对健康的关注度不断增强,在突发

公共卫生事件期间,更是全民觉醒,几乎人人都在关注如何做好个人防护,提高风险防范意识,如何提升自身的免疫力,提高身体健康素质。这类健康信息,毕竟是与我们息息相关的,大家自然会格外地在意,尤其是现在互联网飞速发展,人们想要获取信息实在是太方便了,在以互联网、移动终端、云计算等为代表的新媒介形态与应用下,网上信息海量,传播速度快,接收方便快捷,使得我们对健康信息的获取更加随时、随地、随心。

不信健康谣言

谣言 1:"奥密克戎能躲避新冠测试,感染的人检测不出来。"(严重失实)

谣言 2:"戴口罩前必须甩一甩,否则口罩上的残留物会致癌。"(存在误导)

谣言 3:"团购的蔬菜,鹦鹉吃后 5 分钟就死了?"(纯属谣言)

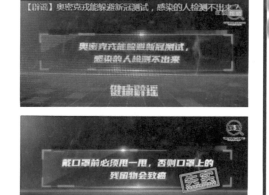

健康辟谣

健康领域是谣言的高发、频发之地。例如，朋友圈中广泛关注与点击转发的健康信息，往往来自非卫生健康领域、缺乏专业知识的营销号，为获得大众关注促进转发，发布了大量标题醒目、虚假、不实的健康信息，例如冠以"看完能救命""速转亲友群"等醒目标题，然后给出真假掺杂的信息，造成误导性信息的广泛传播，进一步扰乱了公共秩序，影响了人民的健康生活。

因此，获取权威的健康信息，以优质健康信息倒灌谣言十分必要。特别是老年人，随着认知能力衰退，老年人对于信息的解读与判断能力也处于弱势，虚假的健康信息特别容易对老年群体的健康生活带来负面影响。

获取权威健康信息

我们可以通过使用互联网、新媒体的方式汲取权威健康信息。

（1）关注官方微信公众号。比如"上海发布""健康上海 12320""上海静安""上海宝山""健康松江""健康奉贤""上海疾控""健康中国""疾控 U 健康"等，一手掌握权威信息及政务服务。

（2）关注一些有认证、知名度高的健康类公众号。比如"医学界""CCTV 健康之路""健康时报""人卫健康"等，健康信息内容很丰富，权威与趣味性兼顾。

（3）转发的健康信息要以官方发布的为准。要注意是否有"权威解答""权威发布""市委、市政府发布通知"这些词语。

（4）健康类门户网站。比如"好大夫在线"推出的健康科普，形式多样，包括图文文章、语言文章、小视频等，还有专业的医学论坛，可以和专家一对一交流。

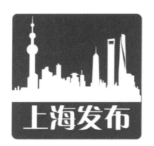

上海发布

公众号

上海发布　　　发消息

生活在这座梦幻的城市,与TA共同成长。我们提供上海的资讯,更希望成为您又一个喜欢上海的理...

346篇原创内容

945个朋友...

视频号:上海...

消息　　　视频号　　　服务

関于公众号

公众号简介

生活在这座梦幻的城市,与TA共同成长。我们提供上海的资讯,更希望成为您又一个喜欢上海的理由。这里是上海市人民政府新闻办微信平台。

基础信息

微信号　　shanghaifabu

认证类型　政府

认证主体　上海市人民政府办公厅

IP属地　　上海

部分技术接口功能由以下服务商提供

上海云瞻网络科技有限公司

上海看榜信息科技有限公司

关注官方微信公众号

权威发布! 市委、市政府发布通知:进一步加强我市新型冠状病毒感染的肺炎疫情防...

我市新型冠状病毒感染的肺炎疫情防控工作要按照市委、市政府统一部署,...

2020-1-25　阅读10万+

人均健康预期寿命≥71岁、成人吸烟率<19%...沪推进爱国卫生运动,提出这些目标!

对接市委市政府《关于完善重大疫情防控体制机制 健全公共卫生应急管理体...

12个月前　阅读10万+

放大招! 上海最新出台27条意见支持民营经济发展!

上海市委市政府就发布了《关于全面提升民营经济活力 大力促进民营经济健...

2018-11-4　阅读10万+

【最新】上海设立百亿规模的上市公司纾困基金

上海市委市政府近期出台了《关于全面提升民营经济活力 大力促进民营经济...

2018-11-15　阅读2.2万

事关常态化疫情防控和正常生产生活秩序全面恢复,**市委市政府今晚召开疫情防控工...**

市委、市政府每天晚上召开市新冠肺炎疫情防控工作例会,就做好常态化疫...

14天前　阅读

权威发布! 本市公布近期本土确诊病例溯源结果

市新冠肺炎疫情防控工作领导小组办公室发布消息:根据流行病学调查、基...

3个月前　阅读10万+

权威发布! 12月21日零时起上海中风险地区清零,全域为低风险地区

自2021年12月21日零时起,全市均为低风险地区。我市将继续坚持主动防...

6个月前　阅读10万+

权威发布! 9月4日零时起本市中风险地区清零,全域为低风险地区

市疫情防控工作领导小组办公室最新公布,根据国务院联防联控机制有关要...

9个月前　阅读10万+

【提示】2019年还剩最后一个月,你的年休假用完没?来看**权威解读**

市人社局权威解读↓q:年休假到底有几天?a:年休假天数根据职工累计工作...

2019-12-1　阅读10万+

权威发布! 3月12日起,本市中小学调整为线上教学,幼儿园、托儿所停止幼儿入园

根据最新疫情防控有关部署,为确保广大师生安全和健康,经研究决定,3...

3个月前　阅读10万

转发的健康信息要以官方发布的为准

此外，老年人可以适当地学习上网和使用搜索引擎，如果不擅长使用网络平台，也可以通过以下方法获取健康信息。

- 关注附近社区医院，会有一些活动或者健康宣传小册子，多参加定期举办的健康讲座，现在越来越多的医学知识被简化成医学科普，走进千家万户。

- 社区公共场合的医疗宣传栏、海报，会有一些卫生信息、疫苗接种的通知。

- 收听收看广播电视健康栏目，既有丰富的健康知识，又有操作技能的推广，更直观、生动。

- 关注报纸健康栏目，比如《新民晚报》《老年健康报》《家庭健康报》等，方便不擅长使用网络平台的老年人群。

- 公共图书馆也能获取医疗信息，比如专业医疗图书、健康保健手册、医学科普图书。

当然，我们通过以上各种正规渠道获取的健康信息，还要加上对这些信息的正确理解，才能正确维护和促进自身健康。

我送给大家一段话："疫情不可怕，防护记心中，生活多精彩，健康老人家。"

（陈　洁）

扫码观看"知防护"专题视频

——老龄社会的主动健康观与友善文化

2017 年 5 月,《"十三五"卫生与健康科技创新专项规划》印发,将主动健康列入发展规划。2021 年敬老节之际,习近平总书记对老龄工作做出重要指示:各级党委和政府要高度重视并切实做好老龄工作,贯彻落实积极应对人口老龄化国家战略,把积极老龄观、健康老龄化理念融入经济社会发展全过程。

单独依靠一个部门、一个行业、一家医院无法应对老龄化社会引发的各类问题和需求,而在彼此相关的各个环节中,最为可靠的就是我们自身的积极应对,每个人是自己健康第一责任人。我们需要了解何谓老年人,如何变"被动健康"为"主动健康",医疗机构能为我们提供什么,其他国家和地区应对老龄化的举措能够为我们提供哪些借鉴。

我们将在本章和您一起初步了解上述问题的答案,希望能够帮助您树立更加科学的主动健康观。

1. "老年人"和"老龄社会"到底指什么

很遗憾,对于如何定义"老年人",目前尚没有标准的答案。既然没有"老年人"的定义，那么"老龄社会"也就难以定义。2019 年中国的人均预期寿命为 77.3 岁，但这只是平均水平。如果我们能够活到 120 岁，那么 60 岁对我们而言就是"人到中年"。所以，如果有人说你老了，你可以大胆地反问："这是谁定义的啊？有标准吗？"

我们暂且采用联合国于 1956 年制定的标准：一个国家或地区 65 岁以上人口的比重超过 7% 为"轻度老龄化"，超过 14% 为"深度老龄化"，超过 20% 为"超级老龄化"。根据第七次全国人口普查的数据，2021 年我国 65 岁以上人口的比重为 13.5%。所以，在 2022 年，我们也许就进入深度老龄化社会。

深度老龄化社会为何会引起各个层面的高度关注？主要是因为我们还没有为此做好充分的准备，也就是我们时常能够看到的"快速衰老""未富先老""地区差异大"等观点。我们可以大致对其中的逻辑加以管窥：退休人员数量的上升导致劳动力供给减少，抚养比上升（2020 年，每 100 名劳动年龄人口抚养 17.8 名老年人，2000 年数据为 10），消费能力和创新能力下降（关于这一点尚有很多争议），用于医疗保健的费用提升（不可否认，大部分医疗支出发生于生命的晚年），政府的财政负担增加，产业转型升级的压力增加（见下图）。

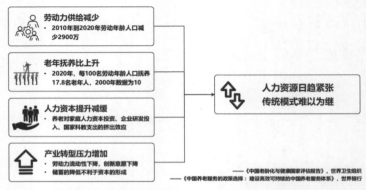

传统依靠增加人力投入的方式无法解决老龄化问题

人类社会还从没有一个人口如此众多的国家成功应对老龄化的案例，所以我们没有先例可循。以"银发经济"为代表的各种理念、实践致力于提振消费、医疗和就业，但成效如何还难以评价（见下图）。

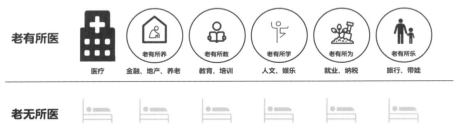

老有所医　医疗　　金融、地产、养老　　教育、培训　　人文、娱乐　　就业、纳税　　旅行、带娃

老有所养　老有所教　老有所学　老有所为　老有所乐

老无所医

"银发经济"：帮助老年人融入社会，拉动经济发展

　　如果技术发展停滞不前，那么消费是注定下降的，但是技术发展又是高度不确定的。在这样充满不确定性的大环境下，我们需要紧紧地把握那些我们能够确定的因素，这是在老龄化社会背景下"主动健康"观念和实践日益重要的关键原因。

2. 为何要"主动健康"

　　健康是人类最高的追求吗？肯定不是，不然就没有办法解释为什么有人吸烟、酗酒、暴饮暴食、乱穿马路、熬夜了。但是，当身体出现健康问题时，我们还是会积极地治疗。为了满足维护健康的需求，我们可以造更多的医院、安排更多的床位、招收更多的医学生，但是这能够让我们的健康水平提高吗？也许可以，但代价是可想而知的。

这种在身体出现健康问题时寻求治疗、恢复健康的方式，就可以被理解为"被动健康"。2019年，全国医疗卫生机构总诊疗人次达87.2亿，比上年增长4.9%，似乎没有证据表明人民正在变得更加健康（见下图）。

过去10年我国的医疗卫生机构总诊疗人次（单位：亿人次）

我们倡导的"主动健康"是完全不同的健康维护模式。在医院内，医生和护理人员可以为你提供符合规范的治疗，但是只能解决急性期的问题。你不能奢望一直住在医院直到完全康复为止，那是我们这个医疗系统不能承受之重。

所以，主动健康就是去解决那些无法在医院内解决的问题，或者不应该在医院内解决的问题，包括但不限于借助适宜的技术和工具实现评估健康状况（不是体检）、预防疾病发生、延伸康复训练、维持肢体功能、传播科学知识。最终的目标是回归社会。为实现这个目标，你需要做到以下一些内容。

评估健康状况：了解自己的生物学年龄，而不仅仅是生理年龄

当我们形容某个人"40岁的人、60岁的心脏"时，就是说这个人的生物学年龄已经60岁了，未老先衰。

医生通过筛选和验证临床实验室常规指标（肾小球滤过率、白蛋白、肌酐等），可以描绘不同年龄段人群的生理功能参数边界，对不同年龄段人群的生理功能进行"画像"，使用参数对一个人的生物学年龄进行综合量化评估，与同年龄段人群的画像进行对比，从而判断一个人是否提前衰老。所以，可能出现这样的情况：当你在医院进行检查时，某个指标在正常范围内，但这个"正常范围"没有考虑你的年龄因素，也就是说，没有与同年龄段人群水平进行比较，从而造成了你仍然健康的假象。

在这方面，我们目前还缺乏一个有中国代表性的健康老年样本库及信息库，从而能够支持机器学习等技术开展生物学年龄建模，分析生活方式对生物学年龄的影响、生物学年龄与疾病死亡风险的关系，对中国人的生物学年龄做出更精确的描述。我们的科学家正在不断向着这个目标努力。

预防疾病发生：借助工具开展评估和训练

如何预防疾病的发生？可能是适度运动、控制膳食、心理疏导等。但是，这些活动通常很难量化，而不能量化的活动就难以管理，难以管理的活动就无法持久。即使能够数字化，但数字毕竟是枯燥的，需要和一个更吸引人的目标联系在一起。比如，"每天走8 000步"是个非常明确的指标，但是并不激动人心。可以换个说法，比如"我要比隔壁老王活得更久"，这就是个更加有激励性的目标了。如何实现这个目标呢？每天走8 000步。你看，其实是一回事。

科学家正在沿着这个既有激励性又能量化的方向上前行，未来将会有更多的技术和产品以更加轻松的方式呈现给你。

比如，目前我们还无法攻克老年痴呆这个世界性的难题，但是我们已经开发了可以用于早期诊断和训练的游戏化工具。这些本土化的工具非常重要，因为我们不能照搬完全不同文化背景下的国外工具。这些工具可以突破医院的围墙，走入家庭和社区。

再比如，我们都知道睡眠的重要性，但是在医院做睡眠监测的话，你需要进入一个陌生的环境，带上并不那么舒服的多导睡眠监测仪，这样很难反映你真实的睡眠质量。居家监测是未来的发展方向，但目前数据收集存储费用高、设备损耗大的问题尚未解决。我们已经看到了这方面大量的尝试，技术突破未来可期。

还有运动处方、营养处方等方面也在不断地发展，帮助我们预防疾病的工具将日益丰富。今后在医院看病时，也许医生会对你说："来吧，咱们做个游戏，得分高的话挂号费给你打个八折。"未来，预防疾病的工具将是既有趣、又量化的。我们非常期待这一天的到来。

延伸康复训练：实现全周期康复

中国康复需求总人数已经超过 4.6 亿，其中骨骼肌肉疾病是康复服务需求最大的健康问题。在这样的趋势下，康复医学已经发展成一个庞大的学科和产业。

我们的外科医生经常遇到这样的提问："医生，等我术后出院了，你看去哪里做康复好？"然而，出院后再进行康复治疗已经有所耽搁。实际上，我们的康复服务现已实现了极大范围的延伸，并被包含在加速外科康复（ERAS）概念中，覆盖了治疗前、治疗中、治疗后和出院后等环节。患者的全周期康复服务被安排得明明白白的。

在治疗前，临床医生与康复医生会协助，帮你充分做好准备，缓解焦虑,减少术后并发症,包括体能锻炼、营养干预、心理辅导、预防性用药和抗血栓治疗等。比如,吸烟、喝酒的,戒 4 周;营养水平欠佳的,进行肠内肠外营养治疗;年老的,衰弱评估、认知评估先做好,有了基础数据,将来可以和治疗后的数据进行对比,做好干预的准备。总之,你需要配合医生尽量在治疗前调整好状态,免得术后吃苦头。这时,你已经开始康复治疗了。

在治疗中,你能做的并不多。在你看不见的这些环节中,很多医生和护理人员以多学科合作的模式在努力工作着,包括抗应激管理、炎症管理、肺保护、脑保护等。你可以完全放心,道理很简单:对医生和护士来说,防止出现问题意味着他们自己将来的工作量将会大幅减少,谁不希望减少点麻烦呢?

在治疗后,你需要做的就是尽快恢复正常生活,重返工作岗位。"伤筋动骨一百天"这种传统、保守的说法估计很难与现在的康复观念融合了。康复治疗师将从治疗后的第一天开始帮助你尽快下床活动、尽早恢复正常饮食、缓解疼痛、防止术后并发症等。

最为关键也最为困难的是出院后的康复,原因有两个:第一,缺乏充分的监督;第二,康复训练内容和日常生活脱节。因此,你可以选择在专业的康复机构进行训练,包括物理治疗(PT)、作业治疗(OT)、言语治疗(ST)等,然后再回归家庭。简单地理解,PT 帮助你实现基本的运动能力,如步行、爬楼、跑跳,ST 帮助你说话、吃饭,OT 帮助你实现自己照顾自己、回归工作和生活。

但是,对于像脑卒中这样的慢性疾病患者,最终还是要回归家庭,并在家庭环境下持续康复。为了使居家康复的人群能够和专业指导人员保持联系,我们可以借助可穿戴设备、手机应用等工具,通过视频、照片等方式,由人工智能算法协助判断居家康复训练是否标准、是否达到预期效果。这样的远程居家康复能够方便行动不便的居家老人，能够增加老年人的康复意识和生活信心，提高依从性。

所以，当你确定需要治疗的那一刻起，我们就已经开始为你提供全周期的康复服务了。

维护肢体功能：维护你的尊严和自由

我们的医学技术在不断提升，很多重大疾病的致死率在明显下降，但是却间接导致残疾率上升了，以肢体功能障碍为甚。预计到2050年，全球将有20亿人需要一种或多种智能辅助器具来维持四肢的功能，其中大多数是老年人和残疾人。

以老年人群常见的脑卒中为例，如果你已经超过40岁，那么你患脑卒中的概率大约是3%。如果你患脑卒中后能幸存下来，那么你有大约50%的可能会残留肢体瘫痪、失语等神经功能障碍（不能自己穿衣服、系鞋带，不能自己独立走路，说话不利索、表达不清等），大约30%的可能将遗留残疾（长期卧床、坐轮椅出行，需要喂饭等）。你完全可以想象这将对你和你的家庭产生怎样的影响。

所以，我们的科学家正在借助人工智能、脑机接口、新材料等技术和产品，全力帮助老年人维持肢体功能、重返社会。比如，我们都知道左侧大脑控制右侧身体、右侧大脑控制左侧身体。一旦发生脑卒中，一侧大脑损伤，那么另一侧的身体就将出现瘫痪。中国的医生打破了这一常识，将没有受损的一侧大脑连接支配两侧身体的上肢，改变了众多偏瘫患者无医可治的现状（见下图）。

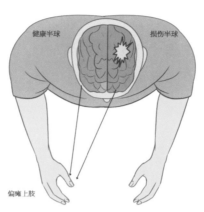

中国医学科学家原创理论和手术，实现"半个
大脑管双手"，破解脑损伤后瘫痪治疗世界难题

再比如，我们的医生研发了大量的辅助设备，帮助老年人恢复行走、克服衰弱、康复训练。一些辅助设备孕育了巨大的市场（比如为每个老年人定制的鞋垫）。虽然距离科幻电影中的外骨骼还有差距，但是已经足以帮助一部分老年人重建肢体功能，降低对照护的依赖，更加有自信地生活。

传播科学知识：从我做起，帮助身边的人

这是一个人人可以做科普的时代。抖音、微博、小红书、微信视频号等充满了各种各样的科普视频，每家医院的公众号都能提供科普知识，公交车、地铁在播放各种类型的公益作品，当然，传统的科普图书也依然活跃。所以，在这个知识碎片化、"只要10秒"的口号泛滥的时代，我们并不缺少科普，反而要花很多精力去辨别哪些是我们所需要的科普。

任何推荐科普平台、科普作品的行为都会被质疑，所以我们建议你可以自己做科普，通过你信赖的平台发布作品，帮助你身边的人。科学家、医生也许比你具有更多的专业知识，但是他们不能代替你感受患病的疾苦、治疗过程中的痛苦、照护其他人的辛苦。所以，我们希望你不仅仅做一个科普作品的观众，而是参与到选题和制作过程之中，给这个作品赋予鲜活的生命。我们已经不缺乏宏大叙事的作品，需要的是细节（见下图）。

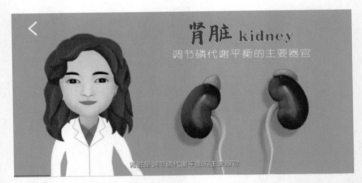

本书的作者之一陈靖主任制作的科普动画通过"学习强国"平台播放

告诉我们让你困惑的问题、你解决问题的经验，我们可以一起想办法，帮助更多的人。

总而言之，我们倡导的"主动健康"并不针对某个具体的疾病，而是将你作为一个完整的人看待，你需要对自己的整体功能状况有一个全面的了解，知道自己是哪些疾病的高危人群，在开始接受某种治疗的同时做好全面的康复准备，尽力维护自己参加社会活动的能力，并且能够去帮助其他人保持健康的状态。所以，你不是一个被动的接受者，主动选择的权利在你手中。

3. 医院的角色是什么

医院在老龄社会中的角色是什么？这个问题值得我们去深度

144

思考。目前还没有得到广泛认可的观点。但是有一个原则是不可否认的：如果医院只能通过手术、卖药养活自己，那么医院就会向这个方向努力。如果维护你的健康是医院收入的主要来源，那么医院就会竭尽所能维护你的健康，帮助你少来医院或者不要来医院。

如果我们暂且以此为出发点的话，那么医院在老龄化社会中实现"主动健康"的角色就比较明确了（见下图）。

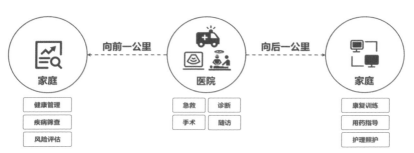

"主动健康"实践中医院的功能延伸

为患者提供一个整合的治疗方案

做加法易、做减法难，每个医生都可以从自己的专业角度提出一个最优方案，但是请注意，这是一个局部最优解。当有一家医院可以打破学科的界限，为患者特别是老年患者提供一个整体最优解时，我们距离主动健康就迈进了一大步。比如，大部分医院已经开设了多学科门诊（MDT）进行尝试，试图寻求一个更加具有兼容性的解决方案。再比如，文献中通常认为服用5种及以上药品就属于多重用药了，药物和疾病相互作用、药物和药物相互作用，这个过程相当复杂。你可以查看下自己或者周围的老年人服用药品的情况。现在医院也已经开始提供药物咨询门诊、护理咨询门诊、营养咨询门诊等，努力寻求一个全局的最优解。

医院为各类资源提供平台，服务老年人群

医院只是一个看病的地方吗？远不止如此。你的健康问题向谁咨询？新的医疗技术和产品如何研发？有了技术和产品，如何招募患者开展试验？购买技术和产品时相信谁的推荐？综合来看，只有医院能够承担这些职能。我们将承担这些任务的医生称为"医生科学家"，就是既要能进实验室，也要能进诊室。这样的人才非常难得，因为他们需要适应两套相互矛盾的规则。作为科学家，要侧重发现，可以慢慢地思考，大胆地试错；作为医生，则要侧重应用，在压力下快速决策，把医疗安全放在首位。听上去是不是有点"人格分裂"？不仅如此，为了吸引更多的资源投入到医学研究中，他们还要像企业家一样思考，就是能否把产品的成本控制在合理的范围内。所以，医院应该被视作一个科研型的事业单位，科研是国家需求，卫生事业也是国家需求。

我们的医生已经很"拼"了，为了实现"主动健康"，他们会更"拼"，所以我们希望你能善待医院和医生。没有哪个群体是绝对纯净的，怎么能用个别的情况否定一个整体？

4. 他山之石，真的可以攻玉吗

在互联网上可以检索到某国"89岁老人打劫便利店被74岁店员制服"的新闻，不禁让我们慨叹人间不易。正如我们之前所言，世界上没有人口如此众多的国家成功应对老龄化的先例，但是我们还

是能够从其他国家的实践中得到一些领悟,比如日本。为什么选择这个国家呢?原因很简单:地缘相近、人口过亿、深度老龄化,最重要的是这个国家为了应对老龄化几乎尝试了所有办法。

我们就不提延迟退休、鼓励生育、海外移民这些了,你可以自己去搜索相关的内容。我们要强调的是:根据世界银行的统计,全球市场约有 6 万种老龄照护产品,中国市场仅有约 2 000 种,是日本市场产品的 1/20。也就是说,为了应对老龄化,日本非常努力地在研发各种工具,来为老年人和照护者提供帮助。这些工具的大致情况如下表所示。

● 日本拥有最为丰富的老龄智慧技术和产品(根据《2021 中国科技适老化产品研究报告》整理)

序号	分类	主要场景
1	移动辅助	护理人员短距离搬动瘫痪的老年人
2	转运辅助	长距离移动瘫痪的老年人
3	排泄辅助	排泄物的处理和老年人身体的清洁
4	监护辅助	识别跌倒、呼吸停顿等非正常状态
5	入浴辅助	帮助老年人洗浴
6	训练辅助	开展运动、语言等训练
7	药物辅助	监督规定时间内是否服用了正确的药物
8	治疗辅助	主要用于认知功能的训练
9	饮食辅助	帮助老年人进食,减轻护理人员负担
10	口腔辅助	刷牙、咬合训练
11	护理辅助	清晰、调理、记录护理过程数据
12	其他辅助	其他用途的智能辅助技术和产品

这还不是全部。2021 年日本内阁发布的《高龄社会白皮书》中

提出营造无年龄限制的工作环境、研发并普及实用化机器人技术。那么,这是不是意味着今后的日本老年人就不会退休了? 一些岗位将向老年人倾斜? 比如在飞机上,我们将看不到"空哥""空姐"(年轻人做这个岗位确实有点浪费),而是"空爷""空奶"? 那么,为了弥补年龄增长导致的肢体功能下降,是否将有更多的辅助工具得以应用?

世界上其他几个主要的经济体的实践也可以为我们提供一定的参考。比如,美国白宫发布的《支持人口老龄化的新兴技术》提出"帮助老年人不与社会脱节,在家中和社区内安全方便地出行",欧盟《地平线 2020 计划》提出将"老年人保健或家庭辅助机器人新兴技术""老年人独立生活辅助机器人开发"。这样看的话,我们可以大致推测,将有越来越多的辅助设备帮助老年人维持身体的功能,参加社会活动。

这个趋势,与我们国家提出的"9073"格局(老年人中,90%居家养老,7%依靠社区提供日间照护,3%在各种机构养老。也有"9064"的说法,没有本质区别)是相通的。既要居家养老,又不能投入更多的劳动力,只能依靠新技术了。这又回到了我们前面的陈述:如果技术发展停滞不前,那么消费是注定下降的,养老问题就是无解的。

老龄化虽然带来了很多问题,但这肯定不是坏事,难道你愿意回到"人生七十古来稀"的年代?

但是,如果想在这样的大环境下安度晚年,不能等到退休了再考虑这个问题,也不能过于依赖医院或者其他的部门,"主动健康"是最可靠的。只有那些了解自身状况、善于使用工具、以维护功能而不是治愈疾病为目标的人群,才能更加适应老龄社会。

5. 什么是老年友善文化

"友善"这个词大家并不陌生,是指人与人之间的亲近与和睦。我们从小受到的教育就是要对人友善,友善也是社会主义核心价值观的关键词之一。与人为善,是构建和谐人际关系、形成和谐社会自然生态的基础。善待老人是中华民族的美德,所谓"百善孝为先",尊老、敬老、爱老、助老,是我们源远流长的传统文化根基、为人立身之本。

"老年友善"的概念是 2007 年由世界卫生组织提出,就是希望推动全社会以更为友善、人性的态度对待老年群体,让老年人的社会生活更便利,得到更多呵护与照顾。当年世卫组织发布了《全球老年友好城市指南》,目的是通过减少和改善人们在老化过程中遇到的各种问题,消除与家庭、社区、社会生活的障碍,形成对老年人友好的城市环境,帮助城市老年人保持健康与活力,从而促进积极老龄化,促进人类社会更加和谐。其实"老年友好"和"老年友善"的英文表述都是"Age-friendly",只不过习惯上讲"友好型社区""友好型城市"和"友善型医院",含义应该是一样的。

老年友善文化,是以助老为宗旨、以敬老为美德、以尊老为风尚、以孝老为理念,以老年人的实际和特点为一切工作的出发点,为老年人营造尊重、关爱、支持、安全、便捷的人文环境和物理环境,以保障老年人的生命权、健康权。文化是物质文明和精神文明的总和,是共享人类社会发展的成果。老年友善文化,是对长者尊重的一种文化自觉,是社会文明进步的重要标志。

随着人口老龄化程度加深、家庭结构的改变、社会福利政策和医疗卫生保障的推进，老年人对生活质量和健康寿命的需求也在不断提升。与此同时，随着互联网和新经济模式的到来，新知识与新技能的掌握应该成为老年人与社会连接的桥梁。但是，现实生活中，很多环节对老年人并不友好，老人们受困于智能化应用的例子也比比皆是。因此，老年友善不仅是一种倡议、一个号召、一次行动，更应该成为融入社会生活的价值导向、充满人文关怀的温暖能量，也是我们老年人适应新时代、新发展、新变化的有力方式和有效方法，是全社会和老年人自身共同努力的目标。

6. 在老年友善文化中，老年人可以做些什么

利用好社区的政策措施、设施设备和信息资源

（1）做政策信息的明白人。从政府层面上看，不论是《国家积极应对人口老龄化中长期规划》《"健康中国 2030"规划纲要》，还是《"健康上海 2030"规划纲要》，都明确提出，要健全老年健康服务体系，完善居家和社区养老政策，推进医养结合，探索长期护理保险制度，打造老年宜居环境，实现健康老龄化。一以贯之，就是以贯彻落实人民城市为人民的宗旨理念，实现"确保人人享有基本公共卫生养老服务"，助力提升"老年人及其家庭有获得感和幸福感"。这些顶层设计和政策导向，有力地推进了社会养老服务体系建设，加快了养老服务业发展。

老年人要经常留意养老服务、医养结合等关乎切身权益的相关

政策法规、规划报告、老龄数据、服务项目、银龄宝典的制定发布,深入了解、动态跟进政策措施的实施进展、适用范围和应用条件。这样就可以在社区内及时享受到保障老年人权益的相关福祉,使老年综合津贴、长期护理保险、家庭养老支持、智慧养老等这些惠民、利民、便民政策看得见、用得上、感受得到,成为依申请、可获得、能负担的持续性民生事实项目,将"老年友善"举措真正落到实处、用对地方。

(2)做社区资源的获益人。"空巢"家庭的增多给老年人的生活、医疗及情感照料等方面都带来诸多不便。在"以居家养老为基础,社区养老为依托,机构养老为支撑"的基本养老方针下,依托社区构筑社会化居家养老是城市解决老年人养老问题、适应老人及其家庭需求的客观要求,是社会发展的必然。

老年人可以结合自身的实际情况和个体化需求,依托社区,充分享受包括衣食住行、医疗保健、学习教育、健身娱乐、情感慰藉、法律咨询、生活援助、参与社会等社区资源。比如,社区开设的综合为老服务中心、社区助老服务社、长者照护之家、居家养老服务中心、日间服务中心、助餐服务点、社区示范睦邻点等,可以为老年人提供日间托老、膳食供给、康复保健、文体娱乐、家政服务等,为社区养老服务打通"最后一公里"。社区卫生服务中心可提供初级医疗保健、健康咨询和紧急救援等服务,做好老人住院和康养之间的转移,实现医疗护理和康复照料的紧密衔接。

让老年人享受舒适安全、高质量的社区服务,也是建设老年友好型社区和国际友好型城市的要求。

(3)做社区生活的友善人。社区是老年人生活社交的主要场所,老年人要在社区活动、邻里交往、家庭生活中,释放余热,传递正能量,实现"老有所养、老有所医、老有所为、老有所学、老有所教、老有所乐"的六有目标，争取成为健康老人、活力老人！

老年人可利用其生活阅历、个人特质、工作经验、责任担当、社会资源、时间宽裕等优势，用于协助社区治理中，激发出健康老龄化的积极性，使精神世界有寄托、文化生活有趣味、亲友关系有质量。在社区建设发展中，参政议事、建言献策，贡献金点子；在文娱活动中，展示特长、培养兴趣爱好；在志愿服务中，成为退休不褪色的"最美夕阳红"；在邻里互动中，增进沟通、构建和睦、加深感情；在抚养孙辈中，弘扬中华文化的传统美德、传承家训家风。文化是一种润物细无声的力量，直抵人心，辐射感染，融化塑造。以友善之心待人，方能友善于己。

安排好居家的适老改造、健康管理和生活娱乐

（1）做适老改造的设计师。我们常常听到"人生最后一次骨折"的伤感故事，随着视力、听力、体力、认知力、反应能力的衰退，老年人意外伤害最大的威胁来自跌倒和坠落。因此，居住设施环境的安全、便捷与可及性非常重要，适老化是当务之急。

2019年底以来，上海面向包括困难、无子女、失能、高龄等特殊群体在内的全体老年人家庭，探索由政府主导、市场化运营的居家环境适老化改造"民心工程"项目。2021年6月，市住建委、市民政局研究制定的《上海市既有住宅适老化改造技术导则》发布。从安全性、功能性、舒适性、前瞻性4个维度对既有住宅适老化检查与前评估等7个方面进行了规范。

老年人可以根据自己的日常生活习惯和身体功能状态，对环境硬件、装饰装修提出设想，提供可行性建议，比如安全扶手、助浴设备、感应起夜灯、无障碍卫生间、防滑垫、多功能座椅等，可以一定程度上提升居家生活的环境友善程度。随着物联网技术的发展和智能化的普及，智慧家居生活的语音唤醒、声音控制也成为现实，老年人通过产品可以享受智慧化生活、感受友善的居家环境。

（2）做老有"膳"养的营养师。老年友善离不开科学"膳"养，毕竟俗话说得好：民以食为天。伴随着牙齿缺失、咀嚼吞咽及消化功能的衰退，老年人需要更合理的营养摄入来维持正常的生理功能，否则容易出现疲劳、衰弱，患病、失能的风险会增高。老年人要注重每日膳食的荤素搭配、营养结构、品种多样，选用适当的烹饪方法来保留食物的口感、味道和营养，易消化吸收。新鲜的蔬菜水果、优质的蛋白质、多样的营养搭配、少量多餐的摄入，这些不仅是科学膳食、营养保证的关键因素，也是刺激味觉、改善食欲的必要条件。

在《中国居民膳食指南（2022）》中，针对老年营养需要和特点，首次按年龄阶段制定了一般人群、一般老年人、高龄老年人的指导原则和营养建议。在吃上面做学问、搞钻研，既是对饮食文化的继承发扬，更能以食养、食疗、食补筑牢免疫力屏障，预防慢性病，避免一味追求"千金难买老来瘦"导致营养不良的误区。用心的膳食才能让食物散发出友善的滋味。

（3）做健康监测的管理师。衰老是有迹可循的缓慢过程，在身体状况异常、各种疾病早期会出现一些提示信号，老年人不必焦虑和悲观，做好动态观察和定时监测，可以早发现、早干预，延缓衰老与疾病的过程。要学会自我健康管理，保证规律的作息、充足的睡眠、科学的营养、适宜的锻炼、二便的通畅等，除了完成这些每天的必修课，还要格外留意一些异常现象，比如眼睑或下肢浮肿、活动耐力下降、胸闷气促、大小便颜色性状改变、吞咽困难、记忆力下降、体重减轻等。

市场上已有很多智能移动设备来采集老年人的健康信息，老年人可以通过智能移动设备随时查询自身的健康数据，根据数据设置提醒和及时治疗，家属也可以及时了解老年人身体状况。有的设备云端还可以将老年人的身体健康数据、医疗服务机构数据实现同步，进行数据统计分析，并构建老年人健康服务管理体系。在老年人生命体征出现危急值或发出紧急呼救时，提供精细的跟踪定位服务，帮助医生迅速了解其既往身体状况，缩短明确诊断时间，提升诊断治疗效率，立即启动线下抢救应急流程，开通绿色急诊通道，为院前急救、到院抢救提高针对性和有效性。

选择好就医的学科支撑、软件支持和连贯保障

（1）做友善服务的体验者。2020年国家卫生健康委、国家中医药管理局下发了《关于开展建设老年友善医疗机构工作的通知》，要求各级医疗机构通过友善文化、友善管理、友善服务、友善环境等四个方面的内容，为老年患者提供安全、友善、适宜的医疗服务和环境，解决老年人就医在智能技术方面遇到的困难，提高老年患者的满意度，推动建设老年友好社会。

上海市各级医疗机构于2021年初启动创建工作，并已在2021年底基本实现老年友善医疗机构的应建尽建，将尊老爱老理念融入医疗服务，着力打造国际友好城市的名片。在就医时，老年人可以选择有"老年友善"认证的医疗机构，亲自感受一下助老、敬老、尊老、孝老的医院文化，以及现代管理、流程再造、细节优化、关爱关注、便民举措和志愿者服务。

● 上海市首批 54 家老年友善医疗机构名单

所属区（类型）	名　称
市级医疗机构	华东医院
	上海交通大学医学院附属瑞金医院
	复旦大学附属华山医院
	上海市第六人民医院
	上海市肺科医院
	上海市中医医院
浦东新区	上海市浦东新区周浦医院
	上海市浦东新区中医医院
	上海市浦东新区金杨社区卫生服务中心
黄浦区	上海交通大学医学院附属第九人民医院黄浦分院
	上海市黄浦区打浦桥街道社区卫生服务中心
	上海市黄浦区豫园街道社区卫生服务中心
静安区	上海市静安区静安寺街道社区卫生服务中心
	上海市第四康复医院
	上海盛德护理院
徐汇区	上海市徐汇区中心医院
	上海市徐汇区康健街道社区卫生服务中心
	上海蓝生万众医院
长宁区	上海市同仁医院
	上海市长宁区程家桥街道社区卫生服务中心
	上海金之福护理院
普陀区	上海市普陀区利群医院
	上海市普陀区长征镇社区卫生服务中心
	上海市普陀区老年护理院

知行合一，健康百岁……

所属区（类型）	名　　　称
虹口区	上海市第四人民医院
	上海市虹口区嘉兴路街道社区卫生服务中心
	上海建峰护理院
杨浦区	上海市杨浦区中心医院（同济大学附属杨浦医院）
	上海市杨浦区四平社区卫生服务中心
	上海市第一康复医院
	上海瑞通护理院
宝山区	上海市宝山区中西医结合医院
	上海市宝山区友谊街道社区卫生服务中心
	上海市第二康复医院
闵行区	上海市闵行区中心医院
	上海市闵行区莘庄社区卫生服务中心
	上海永慈康复医院
嘉定区	上海市嘉定区南翔医院
	上海市嘉定区马陆镇社区卫生服务中心
	上海市嘉定区牙病防治所
金山区	复旦大学附属金山医院
	上海市金山区金山卫镇社区卫生服务中心
	上海市金山区众仁老年护理医院
松江区	上海市松江区车墩镇社区卫生服务中心
	上海市第五康复医院
	上海泰康申园康复医院
青浦区	上海市青浦区中医医院
	上海市青浦区徐泾镇社区卫生服务中心
	上海禾滨康复医院

所属区（类型）	名　称
奉贤区	上海市奉贤区中心医院
	上海市奉贤区古华医院
	上海市奉贤区金海社区卫生服务中心
崇明区	上海交通大学医学院附属新华医院崇明分院
	上海市崇明区城桥镇社区卫生服务中心

　　比如，挂号付费取药是否方便，标识是否一目了然，走廊有没有扶手，无障碍坡道和厕所设施是否安全，工作人员文明礼貌如何，等等。对于就医服务体验后的感受，可以通过满意度测评、调研问卷等方式，及时反馈给医院的管理部门，为老年友善医院的提质升级提供宝贵的建设性意见。

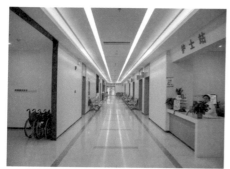

提供休息座椅和爱心轮椅的候诊区域

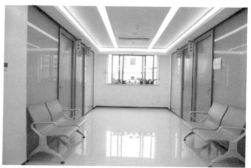

宽敞明亮、标识清晰、提供休息座椅的候诊区域

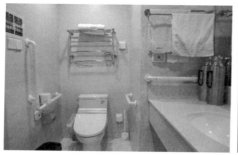

适老化改造后病房的无障碍卫生间

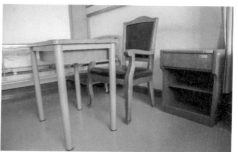

精心挑选有防撞圆角、桌椅脚固定的防滑家具

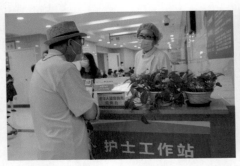

在诊间为老年人提供健康咨询和宣教服务

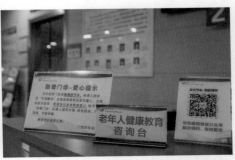

注重为患有慢病的老年人提供健康咨询和宣教服务

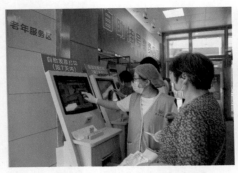

志愿者协助老年人操作医院的自助服务机

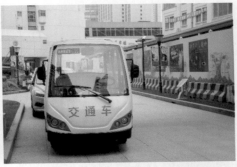

为行动不便的老年患者提供院区内移动接驳车服务

（2）做慢病管理的守护者。老年人高血压、冠心病、糖尿病、卒中后遗症、慢性阻塞性肺疾病、肿瘤等患病率呈上升趋势，对常见病就医、慢性病随访、出院后康复、介助介护等医疗服务和健康管理方面的依赖程度也不断增高。由公立医院、康复中心、社区卫生服务中心组成的服务主体，通过有效配合、有序衔接、有机整合，为老年人提供专业医疗、康复护理、生活照护等全方位、全流程的医养服务，以实现老年群体"未病先防、既病防变、愈后防复"的目标。通过实行"社区首诊、双向转诊、急慢分治、上下联动"的分级诊疗模式，以老年患者为中心，通过人文关怀和专业照料，缓解看病难、看病累的实际问题，更好地满足老年人的健康及照护需求，促进老年群体的健康预期寿命、生活自理能力和社会功能存续的提高。

老年人要善于借助这些无缝衔接的工作机制,小病在社区,大病转三甲,康复返社区,认真随访、定时诊疗、积极康复,做好慢病管理,这样既保证了医疗康复的连续性、可及性和有序性,也一定程度上减轻了经济负担,提高了生活质量。

(3)做智慧医疗的亲历者。现今,应用智能手机已成为一项必备技能,这既给居家老年人带来了生活便利,同时也让另一部分老人寸步难行。互联网医院让居家老人可以跟医生实时交流,实现常用药续方、慢性病咨询等功能,使其对医疗需求的可及性得以延伸。对于那些智能应用不在行、操作不熟练的老龄群体,互联网医院正力求通过页面改进、流程再造,为低龄者做细引导、让高龄者亲友代办、使线上线下整合等方法,使互联网医院的友善性、便捷性、高效性的目标得到更加体现。

今后,在智能手机上进行互联网医院操作时,不仅要实现"所想即所见""所见即所得"的服务理念,更要以老人们最熟悉的"打电话""按遥控器"的方式,来"享受"医疗复诊、健康咨询、健康管理等多项线上服务,为老年人打造一键式、一门式、一站式的健康直通车,帮助老年人亲历体验互联网的红利,跨越智能应用的"数字鸿沟"。

调整好自身的角色转变、认知观念和积极心态

进入老年阶段,每个人都经历着身份角色的转变,从单位人到社会人,从健康人到老年患者,对个人而言,不仅意味着身体的衰老,意味着罹患多重疾病的可能,也意味着更少的收入、更沉重的照护负担。老年人普遍都会因为身体上的衰退迹象和力不从心,出现

不良的情绪表现和心理反应。心情低落、急躁不安、孤单、悲哀、绝望、恐惧、抑郁等"退休综合征"非常普遍。有些也会引发潜意识里的自我防御机制，爱发脾气、以自我为中心、过度依赖等退化表现，拒绝接受现实等否认和回避现象。空巢老人由于缺乏与亲人、子女的交流，因为孤单难以排解，心理问题也会进一步加剧。

世界卫生组织提出，没有精神健康，就没有全面健康。老年人要学会调节好心理状态，为老年生活增添心理能量。要尝试接纳改变，乐观地接受身体功能、社会角色的变化，培养正确的老年观，一切量力而行，尽力了就好，既感恩周围人施以援手的善意，也可以尽己所能去帮助别人，获得被认可的新的价值体现，有利于身心健康。可适当进行户外活动，多接触阳光、空气、大自然，有助于扫除情绪上的阴霾。合理地规划作息，安排一些有积极意义的事情，减少因为无聊而胡思乱想的时间，可以重新拾起年轻时因工作忙而无暇顾及的兴趣爱好，比如绘画、书法、摄影、烹饪、弹琴、唱歌、跳舞等，开发新领域，学习新技能。多和亲人、朋友和老伙伴沟通交流，不介意分享自己的感受，也愿意分担别人的心事，学会换个角度思考和解决问题。以发展的眼光、积极的态度学习互联网、人工智能等技术，运用科技新设备给生活带来便利，更好地融入社会、回归主流。

> 孟子曰：老吾老，以及人之老。老年友善，是中华民族一脉相承的传统美德，弘扬老年友善文化，将使人与人之间的关系更加密切，我们的城市将更加友好，我们的社会将更加和谐。愿天下老人均被善待，岁月静好！

（陈　靖　刘　威　李　瑾　胡亚琼）